国医大师

日常康养法

邓铁涛

陈瑞芳 主编

SPM
南方传媒

广东科技出版社
全国优秀出版社

· 广州 ·

图书在版编目（CIP）数据

国医大师邓铁涛日常康养法 / 陈瑞芳主编 . —广州：广东
科技出版社，2022.6

ISBN 978-7-5359-7832-5

Ⅰ.①国⋯　Ⅱ.①陈⋯　Ⅲ.①养生（中医）—基本知识
Ⅳ.① R212

中国版本图书馆 CIP 数据核字（2022）第 043755 号

国医大师邓铁涛日常康养法

Guoyi Dashi Deng Tietao Richang Kangyang Fa

出 版 人：严奉强
策划编辑：高　玲
责任编辑：高　玲　杜怡枫
装帧设计：云想文化
责任校对：高锡全
责任印制：彭海波
出版发行：广东科技出版社
　　　　　（广州市环市东路水荫路 11 号　邮政编码：510075）
销售热线：020-37607413
http://www.gdstp.com.cn
E-mail:gdkjbw@nfcb.com.cn
经　　销：广东新华发行集团股份有限公司
印　　刷：广州市东盛彩印有限公司
　　　　　（广州市增城区新塘太平洋工业区十路 2 号　邮政编码：510700）
规　　格：787mm×1092mm　1/16　印张 15　字数 210 千
版　　次：2022 年 6 月第 1 版
　　　　　2022 年 6 月第 1 次印刷
定　　价：69.80 元

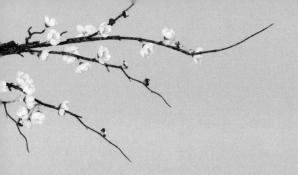

编委会

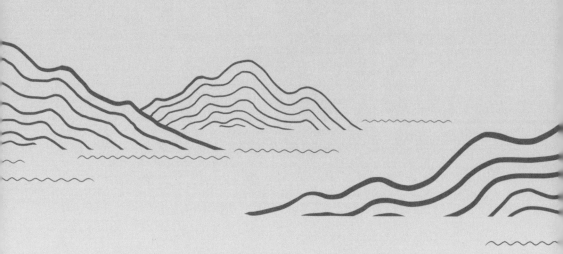

国医大师邓铁涛简介 ○

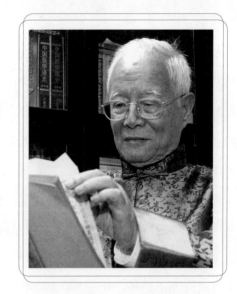

邓铁涛教授（陈安琳拍摄）

邓铁涛（1916年10月—2019年1月），男，原名邓锡才，广东开平人，中共党员。广州中医药大学终身教授，博士研究生导师，博士后合作教授。1932年就读于广东中医药专门学校，1938年正式工作。曾任广州中医学院（现已更名为"广州中医药大学"）教务处副处长、副院长，中华人民共和国卫生部第一届药品评审委员会委员，广东省第四、第五届政协委员，广东省科委及广州市科委顾问，广州中医药大学邓铁涛研究所所长，国家中医药管理局"治未病"工作顾问，广东科技出版社"岭南中医药精华书系"总主编，广东省科协医药学会联合体专家委员会专家，中华中医药学会终身理事，广东省中医药学会终身理事，广东省中西医结合学会终身理事等职。1962年和1979年两度被广东省人民政府授予"广东省名老中医"称号。1990年成为首批享受国务院政府特殊津贴专家。1991年被人事部、卫生部、国家中医药管理局聘为首届全国继承老中医药专家学术经验指导老师。2001年被香港浸会大学授予荣誉理学博士学位。2003年被国家中医药管理局任命为抗"非典"专家顾问组组长。2005年成为国家重点基础研究发展计划（973计划）首席科学家。2007年被评为国家级非物质文化遗产（传统医药类）项目中医诊法代表性传承人。2009年经人力资源和社会保障部、卫生部、国家中医药管理局共同组织评审，入选首届"国医大师"。2018年入选首批广东省医学领军人才。

获得各级科研成果奖励10余项及多项荣誉。1992年其"脾虚型重症肌无力临床研究及实验研究"获国家科学技术进步奖二等奖。1993年获"广东省南粤杰出教师"特等奖。2003年获中华中医药学会"中医药抗击非典特殊贡献奖"。2004年其"中医近代史研究"获广东省科学技术奖二等奖。2006年获中华中医药学会"首届中医药传承特别贡献奖"。2008年获世界中医药学会联合会"王定一杯中医药国际贡献奖"。2009年获"中华中医药学会终身成就奖"，其"中医五脏相关理论基础与应用"获广东省科学技术奖一等奖。2012年获国家中医药管理局"《中国中医药年鉴》工作特别贡献奖"。2017年获首届"北京中医药大学岐黄奖"。

公开出版学术专著455万字，发表学术论文180多篇，主编教材7部，参与编写的大型工具书7部，点校中医古籍3部。代表性论著有《学说探讨与临证》《耕耘集》《邓铁涛医集》《邓铁涛医学文集》等，主编《中医学新编》《实用中医诊断学》《中医近代史》等，参编《中医辞典》《中医大辞典》《中国大百科全书·中国传统医学卷》等。

序

　　陈瑞芳同志是我在中医养生学方面的学术继承人。我一贯认为养生是健康长寿的高明策略，养生保健是为了拥有健康的体魄，而不是贪生怕死，有了好的身体，才有和谐幸福的家庭，才能为国家作出更大的贡献。这些经验推广后，可造福于人类，故乐为之序。

邓铁涛

2015.9.30

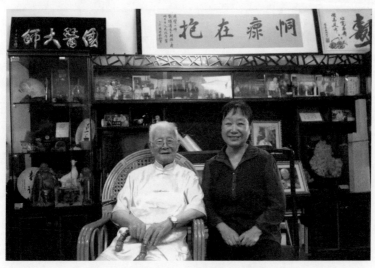

邓铁涛教授与陈瑞芳教授

前言

中医药文化是中国传统文化的重要组成部分，是数千年来中华民族得以摆脱诸多疾病困苦、养生长寿的重要原因之一。中医养生文化是中医药的核心文化之一。中华民族生生不息，战胜一次又一次的瘟疫疾病，都离不开中医药的参与。党的十九届五中全会明确提出"全面推进健康中国建设"，还提到建设"健康中国"的伟大目标。《中华人民共和国国民经济和社会发展第十四个五年规划和2035年远景目标纲要》在阐述我国经济社会发展的主要目标时提到"卫生健康体系更加完善"。中医药将更多地参与我国公共卫生事业，"治未病"工程将继续创新发展，这些都与国医大师邓铁涛教授曾提出的"21世纪是中医药腾飞的世纪""养生重于治病"理想越来越接近。

国医大师邓铁涛教授一直倡导"养生重于治病"的治未病思想。邓铁涛教授认为"养生不是高深的学问，它存在于生活中"。他百岁长寿的秘诀就在于坚持将中医药养生保健的知识长期运用于生活之中。"药物不是万能，必须注意养生。只有意志坚定，才能持之以恒。作息以时娱乐适宜，浪费精神须痛改。健康无价，不要对不起自己。"这是邓铁涛教授于2005年2月1日为自己写下的座右铭。本书的目的就在于向广大读者介绍简、便、廉、验的中医药日常养生保健和疾病防治知识，分享邓铁涛教授中医养生的思想和方法，理论联系实际，注重应用，语言简单通俗，让人们在生活中学会养生。

本书第一篇介绍了中医"治未病"文化和邓铁涛教授主要的养生保健思想，系统介绍了自我辨别体质的方法和常用的居家养生保健措施，从思想上指导人们正确养生，普及自我判定体质的方法和中医养生的知识。从内服、外用再到运动调养，多种居家常用的养生保健方法可供读者选择。

第二篇系统介绍了日常容易遇见的疾病的中医自我防治方法，内容涉及内科、外科、儿科、妇科、五官科和骨伤科，内容丰富。书中介绍的方法简单、易操作，贴近生活，便于读者借鉴使用。这有利于中医防病保健知识的科普宣教，有益于提高市民的中医健康素养。

全书传递了国医大师邓铁涛教授的中医养生保健思想及经验，系统介绍了中医治未病思想及保健方法，便于读者查看使用。

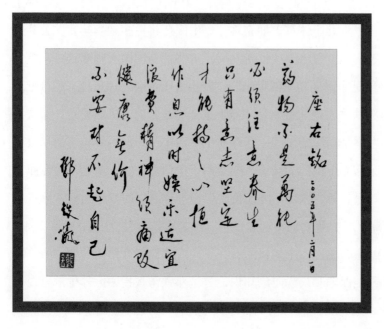

邓铁涛教授为自己写下的座右铭（陈安琳提供）

目录 ◎

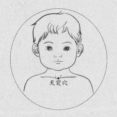
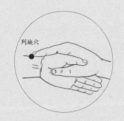
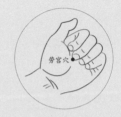

第一篇

中医治未病
思想及方法

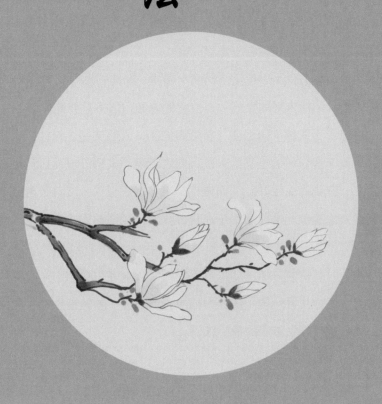

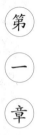

第一章

了解中医"治未病"文化

中医博大精深，历史悠久，已经有两千多年的历史，在西方医学传入中国之前，中国国民的生命健康一直都由中医来维护，中医在疾病救治和养生保健方面都具有悠久历史和独特方法。

而中医治未病思想就是中医关于防病、养生、保健的思想。"治未病"，从字面上看就是"治疗未来的疾病"，但它的内涵远远不只如此。

治未病思想源于我国中医经典《黄帝内经》，其原文是这样的："是故圣人不治已病治未病，不治已乱治未乱，此之谓也。夫病已成而后药之，乱已成而后治之，譬犹渴而穿井，斗而铸锥，不亦晚乎！"（《黄帝内经·素问·四气调神大论》）。这段话就是在告诫我们：聪明的人不会等患了病才治疗，而是在没有患病时就进行预防和干预；不会等身体功能紊乱了才干预，而是在没有紊乱时就调整身体。如果等疾病已经形成才用药物治疗，机体已经紊乱才调理，就好比等口渴了才挖井取水，要战斗了才铸造铁锥，不就晚了！这是古代医家对养生防病的最早认识。

现代环境日益恶化，食品卫生安全受到关注，工作、学习压力增大，已经出现大批慢性疾病患者和亚健康人群。健康人士如何维护自己的健康，预防疾病发生，慢性疾病患者如何延缓疾病发展，老年人如何保健延年等问题都可以通过中医治未病来解决。

那么，治未病就只是预防疾病吗？不是的。中医治未病的内涵很丰富，它既包含了"未病先防"即"预防疾病发生"，又包含了"既病防变"即"防止疾病恶化"和"瘥后防复"即"愈后防复发"。

1 "未病先防"——预防疾病发生

毫无疑问，治未病的首要任务就是预防疾病发生。这里讲的就是如何保持健康的状态，通过平素养生调摄，未雨绸缪，积极采取中医保健预防措施，防止疾病发生。

中医认为人体"阴阳平衡"则身体健康，"正气存内，邪不可干"。因此，要保持健康状态，防止疾病，首先要调整阴阳平衡，保存"正气"，让"邪气"即疾病不能侵袭人体。我们可以把"阴阳平衡"理解为现代医学所说的激素水平稳定、代谢功能正常、免疫功能正常等状态。

这里要针对三类人群：第一类是健康人群，我们要继续保持这种状态；第二类是某种疾病的易感人群，我们要分析其患病风险，利用有效手段预防疾病出现；第三类是亚健康人群，其阴阳已开始失衡，但仍处于健康与疾病之间的"中间阶段"，这个时候我们更应该防微杜渐，欲病救萌，采取积极的预防手段，阻止疾病发生。中医预防保健的方法很多，如中医四季养生、生活起居调摄、饮食药膳调理、情志调节、气功运动、针灸推拿和中药调治等。中医师可以根据不同人的体质差异，辨证调理，综合干预，从而维护健康，预防疾病发生。

2 "既病防变"——防止疾病恶化

在患病初期，一般病位较浅，病情较轻，身体状况尚可，在这个时候尽早介入治疗，往往容易治愈，而且人体损伤最小。"既病防变"的意思，就是虽然已经患病，但要积极防止疾病发展、恶化。

有一部分人不注意自己的身体，身体出现不适时以为是小病，置之不理；或者因为工作繁忙，明明生病不适仍勉强支撑，拖延治疗。这往往会错失疾病治疗的最佳时间，使得疾病进一步发展、恶化，酿成重病，在这种情况下，病邪强盛，患者身体状态较差，治疗比较困难，就如简单的感冒，及早调理会很快恢复，但是拖延治疗，容易导致肺炎或者病毒性心肌炎。

中医治未病讲求"已病早治，防其传变"。张仲景在《金匮要略》中提到："适中经络，未流传脏腑，即医治之。四肢才觉重滞，即导引、吐纳、针灸、膏摩，勿令九窍闭塞。"他的意思就是说：当疾病只是停留在浅表阶段，还没有恶化到内部脏腑时，就立即治疗；当四肢才感觉沉重、气血阻滞时，就通过运动导引、吐纳、针灸、按摩等方法干预，不要使得病情加重。我们也应该汲取古人的养生智慧，重视健康，小病早调理。

3 "瘥后防复"——愈后防复发

疾病初愈，人体元气会有不同程度的受损，这个时候我们需要做好调理，尽快恢复人体元气，预防疾病反复。有些人在患病期间胃口不好或者需要戒口，一旦疾病初愈，他们就放开胃口大吃大喝，而且生冷、辛辣食品也不顾忌，结果出现腹胀、呕吐、腹泻、厌食等症状，有些还会出现发热、原病复发等情况。这是因为疾病初愈时，胃肠功能仍未恢复正常状态，进食过量或者进食大量生冷、辛辣食物，会加重胃肠负担，使得人体"正气"受损，而让刚刚清除的"邪气"伺机再犯。

中医治未病在这个阶段也会起到重要作用，我们可以通过中医导引、穴位贴敷、茶饮药膳等方式，让人体元气尽快恢复，同时还能增强体质，抵御疾病。

那么，中医治未病到底是怎样做的呢？它又有哪些保健方法呢？

教你如何辨中医体质、辨证

1 中医的望、闻、问、切

中医讲究"四诊合参"。何谓"四诊"？就是"望诊、闻诊、问诊、切诊"。中医师根据四诊收集到的患者资料、症状和体征特点，通过中医理论分析，辨别体质和证型，从而诊断用药。

1.1 望诊

中医师擅长"察言观色"，通过观察患者的神色、形态等，了解到患者的病情，这就是"望诊"。望诊主要是观察患者的"神""色""形""态"四个方面。

"神"是指一个人的精神状态，它包括一般所说的神志思维、精神意志。中医将"神"分为"有神""无神"和"假神"三种状态。我们观察一个人的身体状况，首先要看他的"神"。如果这个人精神饱满、双目有神，那么他的健康状态是良好的，起码体内元气是充沛的。如果一个人双目无神、精神颓靡、昏昏欲睡，那么这个人的身体状况是不佳的，对于疾病的抵抗力也是较差的。而我们经常说的"回光返照"就是"假神"状态，一个长期重病的患者突然精神亢奋，一般预后不良。

"色"是指人面部的颜色光泽。中医五行理论认为，五色对应五脏，脏腑气血功能的变化会在面色上有所反映，如色白者一般肺气虚，色黑者一般肾气不足，等等。同时，"色"还与一些病邪相关，如色青一般常见于痛证、寒证等（表2-1）。

表2-1　五色常见病症

五色	青	赤（红）	黄	白	黑
脏腑	肝	心	脾	肺	肾
常见病症	瘀血、痛证、寒证	热证	湿热证、脾胃气虚	虚证、寒证、贫血	痛证、寒证、瘀血、水饮

"色"与脏腑、病症的关系只是我们诊断的一部分参考，我们不能以此为诊断的全部，但是我们在日常生活中可以通过观"色"来大致了解身体健康状况，为调理确定方向，如色白者应注重补气补血，色赤者应注重清热宁心安神等。

"形"就是人的体形，"态"就是人的步态。我们可以通过观察一个人的体形、步态发现或者预测很多疾病。正常人一般体形匀称，步态正常；若体形过于肥胖或者瘦弱，则可能处于患病的危险状态；若一个人步态不稳，可能就是腰腿不适或者其他部位不舒服。

中医望诊除了要观察人的"神""色""形""态"外，还要观察人的分泌物，如痰、呕吐物、大小便、白带等。如：小便黄者，一般为热、湿；大便烂者，一般为脾虚、湿热；等等。这部分内容涉及的中医理论较多，一般都需要专业的中医师来准确判断。我们平素出现分泌物明显增多、色泽异常、形状与正常不同时，就需要留意身体状况，进行体检或者到门诊就诊。

舌诊其实是通过望诊进行的，舌诊是望诊的特色内容。中医理论认为，舌象能反映五脏功能及气血津液情况，它就好比内脏的一面镜子，我们通过观察舌象，了解人的脏腑气血功能状态，判断疾病的程度。而我们望舌主要是望舌色、舌形、舌态和舌苔，这需要专业医师来综合评估。但在日常生活中，我们可以简单地通过望舌色、舌苔来了解身体状态。正常人的舌象是淡红舌、薄白苔。舌色淡白，一般见于虚证；舌色红，见于热证；舌色紫红，见于瘀血、寒证；等等。舌苔是舌面上的一层苔状物。厚白苔一般见于寒证、疾病初始邪气正盛时，黄苔多见于热证、疾病中期，等等。但需要注意，在接受舌诊前，不要吃容易染色的食物，如杨梅、乌梅、橄榄等。

1.2 闻诊

闻诊是通过听声音和嗅气味来诊断疾病。中医理论认为，声音和气味的变化都是在脏腑生理活动和病理变化中产生的，所以若有疾病，可以通过听声音和嗅气味得出疾病的征兆，同理也可以判断人身体的状况。如：中气不足之人，说话声音较为低弱；咳嗽时声音低沉，伴有痰声者，多为痰湿阻肺证；口臭者多消化不良；糖尿病病重者身上多能闻到烂苹果气味。

1.3 问诊

问诊在中医四诊中占有重要地位。中医师通过详细询问患者病史、生活史、家族史、婚育史、疾病的全身表现等情况，综合了解患者的疾病情况。问诊的内容很多，包含了方方面面，它是了解人的身体状况的重要手段。"中医十问歌"讲述了中医问诊的主要内容，从歌诀中我们可以发现，二便、出汗情况等细微的症状都是问诊的内容。

1.4 脉诊

脉诊又叫切脉，它就是中医四诊中的"切"，是医师用手指切按患者动脉，根据脉动应指的形象，了解和判断病症的方法。脉诊历史悠久，最早的记载在公元前 5 世纪。中医师通过脉诊可以了解脏腑气血功能情况，这对选方用药有重要作用。脉诊需要长期的临床经验和理论基础，一般需要有经验的中医师来判断。这里要说明的是，脉诊虽然神奇，但它只是中医诊疗手段之一，不能以此作为全部依据。

2 九种中医体质如何辨别

2.1 何谓中医体质

中医体质是人生命活动过程中表现的一种形式，是人体生命过程中，在先天遗传和后天获得的基础上所形成的形态结构、生理功能和心理状态方面综合的、相对稳定的固有特质，是人在生长、发育过程中所形成的与自然、社会环境相适应的人体个性特征。它具有遗传性，一般较为稳定，不同中医体质类型会有不同的疾病倾向，根据个体的中医体质可以预测其患疾病的风险。但是

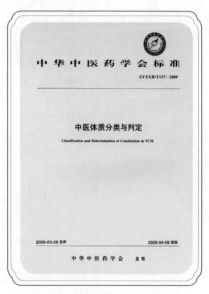

《中医体质分类与判定》标准

中医体质又具有后天的可调性，因此，通过有效的、早期的中医体质干预，能改善体质，从而保卫健康。

每个人的体质特点不同，但是一部分人会具有相似的体质特点，因此国医大师王琦教授在进行了三十多年的研究后，将中国人群的体质大致分为九种，即平和质、气虚质、阳虚质、阴虚质、血瘀质、痰湿质、湿热质、气郁质和特禀质。我们根据九种体质类型，可以制定出不同的中医干预养生方案。

2.2 中医九种体质类型特征

伙伴们，你们可以参照表2-2的内容，自己判定一下自己的中医体质类型。

表2-2　　中医九种体质类型特征

类型	形体特征	常见表现	心理特征	发病倾向	对外界环境的适应能力
平和质	体形匀称	面色红润有光泽，头发稠密，双目有神，嗅觉、味觉正常，唇色红润，精力充沛，耐受寒热，睡眠好，食欲佳，大小便正常	随和开朗	患病较少	对自然和社会环境的适应能力强
气虚质	肌肉不实	容易呼吸短促，喜欢安静，不爱说话，声音低弱，容易感冒，常出汗，常感疲乏	内向，情绪不稳定	易感冒，或发病后抗病力差而难以痊愈，易患内脏下垂	不耐受寒、风、暑热
阳虚质	肌肉不实	经常手脚冰冷，怕冷，耐受不了冬天和空调冷气，吃生冷东西感觉不舒服，大便烂，小便清、量多	多沉静、内向	易患泄泻、寒证、阳痿等	不耐寒，易感受湿邪

（续表）

类型	形体特征	常见表现	心理特征	发病倾向	对外界环境的适应能力
阴虚质	多体形瘦长	经常感觉发热，耐受不了暑热，皮肤干燥，常感觉手脚心发热，面颊偏红，常眼睛干涩、口干咽燥，容易失眠，大便干	急躁、外向	易患咳嗽、糖尿病、闭经等	不耐受暑热、干燥天气
血瘀质	多体形偏瘦	皮肤常出现紫斑、血丝，皮肤干燥，面色晦暗或有色斑，常出现不明原因疼痛，刷牙容易出血	急躁、健忘	易出血，易患中风、冠心病等	不耐寒、风
痰湿质	体形肥胖，腹部肥满	容易出汗，常感肢体酸困沉重，面部常有油腻感，平时痰多	温和，处事稳重，多善于忍耐	易患糖尿病、中风、咳喘、高血压、高血脂、冠心病等	对梅雨季节及潮湿环境的适应能力差
湿热质	体形偏胖或偏瘦均有	面部和鼻尖总是油光发亮，易生痤疮，常感觉口苦、口臭或口里有异味，大便黏滞，小便黄，女性白带色黄，男性阴囊潮湿多汗	急躁、易怒	易患痤疮、黄疸、热病等	对潮湿或炎热环境难以适应
气郁质	多为体形偏瘦	常闷闷不乐、低沉，常叹气，容易紧张焦虑，容易受到惊吓，常感乳房和两胁部胀痛，常心慌，咽喉部常有异物感，容易失眠	内向，忧郁，敏感多疑	易失眠，易患抑郁症、神经症等	对精神刺激适应能力差，不喜欢阴雨天气
特禀质	无特殊，或者有畸形，或有先天生理缺陷	多为过敏体质，经常鼻塞、打喷嚏、流鼻涕，容易患哮喘和荨麻疹，皮肤容易一抓就红并出现抓痕	无特殊	有遗传性疾病或出生时就有缺陷，易患过敏性疾病	对环境和气候的适应能力一般较差

伙伴们，怎样呢？你们觉得自己判断的中医体质准确吗？是不是觉得很多中医体质的特征、表现等自己都有？想准确了解自己的中医体质，还需要学习一下中医体质辨别的方法。

2.3 中医体质辨别的方法

中医体质多样、复杂，往往并不是单纯的一种中医体质类型，岭南地区最多见的是气虚质合并湿热质、气虚质合并痰湿质这类兼夹体质。如何准确地辨别自己的中医体质？王琦教授通过用调查问卷评估分数的方法判定，使得中医体质的辨别有了较为客观的方法。但是由于人们填写调查问卷时的理解不同，也会出现错漏，这个时候，我们结合中医诊疗仪器的检测和专业中医师的四诊，中医体质的判定就更为准确了。其中，中医师的专业判断尤为重要。

所以，如果你想准确了解自己的中医体质从而正确调理，那可以到中医院进行中医体质体检，同时接受专业的中医体质调养指导。

3 何为脏腑辨证

对于中医辨证的方法，人们最为熟悉的应该是脏腑辨证了。日常人们总会问：我消化功能不好，是不是脾虚？我经常腰痛腰酸，是不是肾虚？这些其实都是脏腑辨证的内容。

中医辨证的方法有很多，如八纲辨证、六经辨证、卫气营血辨证及三焦辨证等，但都与脏腑密切相关（表2-3），可见脏腑辨证是中医辨证的基本组成部分。我们要判断人体的健康状态，也需要通过脏腑辨证，了解脏腑功能的强弱，从而正确指导中医养生干预。

表2-3　常见脏腑病主要特征

脏腑	反映功能	常见临床表现
心	心脏本身及血脉，心神意识、思维活动	心悸、心痛、心烦、失眠、多梦、健忘、神志错乱等
肺	肺脏、呼吸系统，水液代谢、卫外功能	咳嗽、咳痰、喘、胸痛、鼻塞、水肿等
脾	消化、吸收营养、血液体液运输等	腹胀、食欲不佳、浮肿、出血等
胃肠	消化吸收功能、排便	胃痛、呕吐、嗳气、泄泻、便秘、腹痛等
肝胆	疏泄、调节血量、助消化	抑郁、急躁易怒、胁痛、月经不调、黄疸、口苦、睾丸疼痛等
肾	生长发育、生殖、水液代谢等	发育迟缓、腰痛、阳痿、闭经、水肿等
膀胱	泌尿	遗尿、小便失禁、尿痛、尿频等

　　中医脏腑的功能与现代医学脏器的功能是既相似又有不同的，如中医的"脾"与现代医学的脾脏都有助消化的作用，但中医的"脾"更具有吸收营养及血液体液运输等作用，范围更广。中医的"肾"包含了生长发育、生殖等功能，而现代医学的肾脏是以泌尿功能为主。因此，我们讲中医养生保健时，要分清中西医脏腑观的差异，从而正确进行脏腑辨证，调理身体。

中医自我养生保健方法

1 中医食疗

中医历代医家都重视食养，他们结合四季气候变化、五行五脏五味理论，将食物进行归经，加入调补药材，制作成调理疾病、养生保健的药膳，受到人们的欢迎。药膳是根据中医理论，将药物与食物有机结合，并利用烹饪技术制作而成的具有养生保健、防治疾病作用的菜肴或其他食品，又称为中医食疗。

中医食疗，味道可口，制作方便，又具有保健治病作用，在岭南地区一直广受欢迎。岭南居民长期有用中药材煲汤的习惯，夏季祛湿清暑，冬季进补。

但中医食疗也需要讲求中医辨证，不同体质人群，不同证候特点，应该灵活调理。根据中医"虚者补之""实者泻之""寒者热之""热者寒之"等原则，有针对地进行食疗。对于虚证人群，如气虚质给予补气健脾，阳虚质给予补肾益气，阴虚质给予滋阴养肾；对于实证人群，如湿热质给予清热除湿，痰湿质给予健脾化痰，气郁质给予疏肝解郁；等等。

同时，中医食疗需要讲"节制"。意思是，饮食需要有节，虽然是药膳，但是并不能长期食用，需要定时、定量，同时根据身体状况的变化和四季特点随时变化。过而不及，太过的补益反而会引起脾胃功能受损，导致食滞，太过的清泻也会导致正气受损，引起脾虚。

国医大师邓铁涛教授注重食疗的作用，但是不滥补。他认为"杂食不偏，饮食有节"便是最好的食疗方法。他平常喜欢品尝各地小食，日常生活中只食用常见的应季新鲜蔬菜，多以平和的五指毛桃、太子参、党参、山药等常见药材配合食材制作药膳，多以健脾益气、固护脾肾为主，老年时爱吃核桃以补肾养脑，饮食不过饱，七分左右就可以。邓铁涛教授认为，日常简简单单的应季食材便是最好的食疗餐。

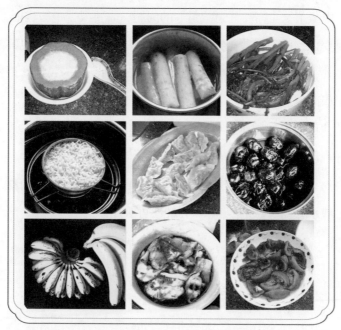

邓铁涛教授日常饮食（陈安琳提供）

2 中药茶饮

中药茶饮是指中药与茶饮配用，或者中药单味或复方代茶冲泡，然后饮用。中药茶饮也是在中医理论指导下配伍药物、花茶等，具有防治疾病和养生保健的作用。

中药茶饮与草药汤剂不同，其口感多为甘淡、清甜，容易入口。中药茶饮较中药汤剂，选药更为精细，用药往往量轻，同时其药性较缓，长期服用可起到缓缓调理的功效。而药物功效的慢慢渗入，配合常规的治疗手段，对于疾病治疗有很好的辅助作用。健康人群服用茶饮，也可调理体质，养生保健，预防疾病。茶饮制作方便，服用简单，药效充分，非常适合日常居家保健调养使用。

但是，中药茶饮也需要注意"量"的问题，需要根据中医辨证、辨体质，并结合四时变化，随时修改处方。长期大量服用某一种中药，也容易损伤肝肾功能。另外，不建议用含有毒性的药物泡茶调理，因为长期饮用容易导致体内毒素累积而致命。

中药茶饮可以居家制作。可以根据自身体质、证候特点，选取合适的中药材，部分可以配合茶叶等，用养生壶煎煮；或者把中药材切片、打粉等，使得中药中的有效成分容易溶解于水中，把预先切片或打粉的药材放入保温杯中，倒入沸水并盖好，焖5～10分钟便可服用。

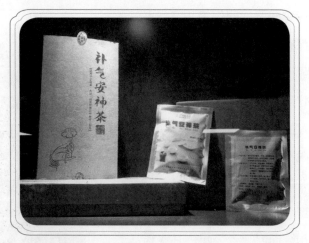

广州中医药大学第一附属医院补气安神茶（常少琼提供）

3 中药酒疗

中国酒文化历史悠久，国民有时会泡药酒，如人参酒、蛇酒等，用于保健强身。酒的疗效，在《黄帝内经》中也有提及。酒为"百药之长"，用强身健体的中药或具有保健作用的动物制成的药酒，不仅配制方便、药性稳定、安全有效，而且因为酒精（乙醇）是一种良好的溶剂，药物的各种有效成分都易溶于其中，药借酒力、酒助药势而充分发挥其效力，可提高疗效，起到很好的治病防病、养生保健的作用。

一些慢性疾病患者，往往有经络不通、气血瘀滞的症状，而酒具有活血通络的功效，再配伍活血祛瘀、补血益气的药材，对于慢性疾病的调理更具有疗效。

药酒的制作工艺并不复杂，有些可以在家里自行酿制。植物类药酒，制作工艺较为简单，保存时间久，如五加皮酒、人参酒等；而动物类药酒，由于蛋白质变性等问题，制作工艺有一点难度，同时保存时间受限，还需要考虑毒性处理问题，如蛇酒。

中药酒疗需要辨证、辨体质。保健酒适合健康人群、亚健康状态人群饮用；而药酒则仅限于患有疾病的人群饮用，它是中医师开的一剂方药，有明确的适应证、禁忌证、限量、限期，必须在医师监督下饮用。同时，青少年、某些疾病患者如高血压、糖尿病患者和计划生育夫妇等，不适宜用中药酒疗。

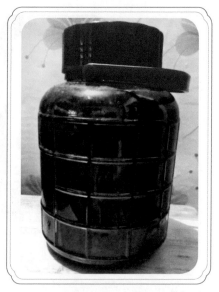

家庭自制保健酒（常少琼拍摄）

4 膏方

膏方是中医传统剂型之一，既能补虚扶弱，固本培元，纠正亚健康之偏，又能疏理气机，指导养生，恢复阴阳平衡。膏方中药材较多，治疗全面，保存方便，服用方式和计量方式灵活，携带方便，对于慢性疾病调理和养生保健具有很好的功效。

4.1 膏方应用的适应证及禁忌证

（1）适应证。

岭南膏方可以应用于亚健康人群、体质偏颇人群、慢性非传染性疾病患者、术后恢复期患者、肿瘤患者及部分健康人群调理。

①亚健康人群、体质偏颇人群。这类人群可以根据各自证候、体质差异，

进行个性化膏方调理。

②慢性非传染性疾病患者。对于各科、各系统常见慢性非传染性疾病，如高血压、冠心病、慢性胃炎等，通过膏方的调理，可以控制疾病发作，减轻症状。

③术后恢复期患者。术后患者多有气血虚弱表现，结合证候及术后体质变化，应用膏方调理，可以很快恢复体质。

④肿瘤患者。辨明体质、证候，可以在肿瘤发展期、复发期、治疗兼症过程中应用膏方调理，配合放化疗，效果更好。

⑤部分健康人群。健康人群只要体质适合，就可以通过膏方进行冬令进补。

（2）禁忌证。

岭南膏方虽然具有养生保健、防病治病的作用，但并不是所有人都可以服用，也有一定的禁忌证。

①妊娠期、哺乳期妇女慎服。膏方服用周期长，对怀孕、哺乳期间出现的变化难以预测和调整，故应慎服。

②婴幼儿慎服。婴幼儿身体稚嫩，特别是 4 岁以下婴幼儿，器官发育尚不完全，证候变化较快，不适宜服用膏方。

③肝肾功能不全患者慎服。

④传染性疾病患者忌服。这类疾病患者传染性强，病情变化较快，不建议在病情未得到完全控制的情况下服用膏方。

⑤各类疾病急性发作期忌服。疾病发作期，病情证候变化迅速，暂不适宜服用膏方。

⑥对膏方内药物过敏者忌服。

⑦昏迷、全身多器官功能衰竭、急危重症患者忌服。

4.2 膏方的制作流程

经验丰富的中医师会根据不同中医体质、中医证候特点，选择 1～2 个汤剂组方，再根据不同症状适当增减药物，体现个性化特点。处方配伍注重阴阳平衡、动静结合。膏方一般用药 20 ～ 30 味，岭南地区由于气候潮湿，人群多有湿热倾向，膏方中还会增加健脾、化湿药物，如麦芽、砂仁、陈皮、神曲、枳实、厚朴等。同时根据体质需要，可能会增加一些贵重的滋补药材，如红参、鹿角胶等。最后，在"收膏"时加入糖类和胶类药物如阿胶，糖尿病患者会选用元贞糖，避免影响血糖。以上药材会经煎煮、浓缩、收膏、装膏、凉膏后保存服用。

4.3 注意事项

首次服用膏方者，可以先服用"开路方"，这样做主要是为肠胃消化吸收膏方创造有利的条件，同时也可以作为试探性的调补，以观察服用膏方者服药后的反应，特别是岭南地区兼杂有湿热或痰湿体质特点的人群。膏方服用需要循序渐进，特别是"虚不受补"患者，膏方服用量及次数要从小（少）到大（多）。服用膏方过程中出现便秘、咽喉不适等症状时，可以暂停服用膏方一段时间，同时配合食用新鲜蔬果、多喝水等方法，待身体虚火上炎症状缓解后再服用。遇到感冒、伤食、腹泻或大剂量服用其他药物等情况时，暂停服用膏方。总体来讲，膏方调理仍需要在医师指导下进行。

4.4 在家制作阿胶核桃膏

（1）组成：阿胶 500 克，黄酒 1000 克，核桃 1000 克，芝麻 500 克，冰糖 500 克（以上材料可以根据个人口味调整，也可以适当加入枸杞子、龙眼肉、大枣等）。

（2）制作步骤：

①核桃可以适当研成颗粒，核桃与芝麻先翻炒，注意不要炒焦。

②将阿胶敲碎，用黄酒浸泡 24 小时，放入电饭锅中烊化，注意搅拌，不让其烧焦粘锅。

③待阿胶烊化后，加入敲碎的冰糖调味，注意搅拌均匀，直到提起锅铲

时阿胶呈"挂旗"状态。

④把核桃、芝麻等放入锅内，搅拌均匀后再倒入不锈钢盘子里。等膏变冷变硬后，可以撬出来切块食用。

（3）功效：补肾养血，美容养颜。

（4）注意：阿胶核桃膏不是所有人都适用，日常容易咽喉发炎、舌苔厚腻、胃肠不适、慢性便秘、腹胀、大便烂、容易口腔溃疡者，就不适合食用。

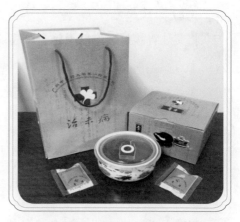

广州中医药大学第一附属医院膏方
（陈瑞芳提供）

5 灸法

灸法是将以艾绒为主要材料制成的艾炷或艾条点燃以后，在体表的一定部位熏灼，给人体以温热性刺激，以防治疾病、养生保健的一种疗法，它是针灸学的一个重要组成部分。

灸法具有温经通络、行气活血、祛湿散寒的作用，可用来治疗风寒湿邪为患的病证及气血虚引起的眩晕、贫血、乳少、闭经等证。灸法还具有温补中气、回阳固脱的作用，可用于治疗久泄、久痢、遗尿、崩漏、脱肛、阴挺等；具有消瘀散结的作用，可以在肿块初期未化脓时用于治疗。日常保健中，气虚质、阳虚质人群，可以选择有补益功效的穴位如足三里、命门、肾俞、关元等实施灸法，以补肾养阳。

5.1 常用灸法

（1）直接灸。

将艾炷直接放在皮肤上施灸。建议日常保健用无瘢痕灸，即将艾炷置于穴位上点燃，当艾炷燃到 2/5 左右，患者感到灼痛时，即更换艾炷再灸。一般灸 3 ~ 5 壮，以使局部皮肤充血起红晕为度。

（2）隔姜灸。

把鲜生姜切成约 0.3 厘米厚的薄片并在中间以针刺数孔，置于穴位处，上面再放艾炷灸之。

（3）艾条灸。

将艾条的一端点燃，对准施灸处，距 0.5 ~ 1 寸（1 寸 ≈ 3.33 厘米）进行熏烤，使局部有温热感而无灼痛。一般每处灸 3 ~ 5 分钟，以皮肤稍起红晕为度。

5.2 灸法禁忌

施行灸法时，需要注意防止艾绒脱落，烧损皮肤或衣物。热证及阴虚发热者，一般不宜用灸法。在颜面五官和大血管的部位施行灸法需要慎重。孕妇的腹部和腰骶部不宜施灸。一般妇女经期不适宜使用灸法。

5.3 灸法后处理

施灸后，局部皮肤出现微红灼热，属正常现象，无须处理，很快即可自行消失。如因施灸过量、时间过长，局部出现小水疱，只要注意不擦破即可，可任其自然吸收。如水疱较大，则可用消毒毫针刺破水疱，放出水液，或用注射器抽出水液，再涂以甲紫溶液（又称紫药水）或其他皮肤消毒液，并以

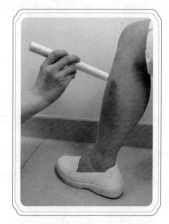

艾灸疗法（常少琼拍摄）

纱布包裹，注意卫生。若情况较为严重，则需要到医院治疗。

6 拔罐法

拔罐法是利用罐类产生负压吸附于皮肤上，从而造成郁血现象的一种疗法。它对于颈椎病、腰椎病、关节病、肌肉病等都具有很好的疗效和保健作用。

6.1 简单的操作方法

可以选择专门的玻璃罐或者竹罐，先将罐洗净擦干，再让患者舒适地躺好或坐好，露出要拔罐的部位，然后点火入罐。点火时一般一只手持罐，另一只手拿已点着火的探子，操作要迅速，将着火的探子在罐中晃上几晃后撤出，将罐迅速放在要治疗的部位；火还在燃烧时就要将罐口捂紧在患处，不能等火熄灭，否则太松，不利于吸出湿气，要有罐口紧紧吸在身上的感觉才好。注意不要把罐口边缘烧热，以防烫伤。

一般拔15 ~ 20分钟就可将罐取下，取时不要强行扯罐，不要硬拉和转动，动作要领是一手将罐向一面倾斜，另一手按压皮肤，使空气经缝隙进入罐内，罐子自然就会与皮肤脱开。

还可以采用走罐法。在需要拔罐的部位或罐子口周围涂抹一些润滑剂，如甘油、液体石蜡、刮痧油等，在罐子捂上以后，用一只手或两只手抓住罐子，微微上提，推拉罐体在患者的皮肤上移动。可以向一个方向移动，也可以来回移动。这样就治疗了数个部位。

6.2 拔罐后留下的皮肤色斑的意义

罐印紫黑而黯，一般表示体有血瘀，如痛经或心脏供血不足等。当然，如患处受寒较重，也会出现紫黑而黯的印迹。如印迹数日不退，则常表示病程已久，需要多治疗一段时间。

罐印呈散紫点，深浅不一，一般提示气滞血瘀之证。

罐印淡紫发青并伴有斑块，一般以虚证为主，兼有血瘀。如在肾俞穴处呈现，则提示肾虚；如在脾俞穴处呈现，则是气虚血瘀之证。

罐印鲜红而艳，一般提示阴虚、气阴两虚。阴虚火旺也可出现此印迹。

吸拔后没有罐印，或虽有罐印，但启罐后立即消失，恢复常色者，则多提示病邪尚轻。

罐印表面有纹络且微痒，表示风邪和湿证。罐印出现水疱，说明体内湿气重。

拔罐后皮色不变，触之不温者，提示患虚证。

6.3 注意事项

用火罐时应注意勿烧伤或烫伤皮肤。若烫伤或留罐时间太长而皮肤起水疱，小的无须处理，仅敷以消毒纱布，防止擦破即可；水疱较大时，用消毒针将水放出，涂以甲紫溶液或其他皮肤消毒液，或用消毒纱布包敷，以防感染。皮肤有过敏、溃疡、水肿及大血管分布部位，不宜拔罐。高热抽搐者、过度虚弱者以及孕妇的腹部和腰骶部，亦不宜拔罐。

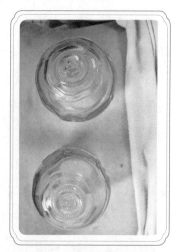

拔罐疗法（常少琼拍摄）

7 刮痧疗法

刮痧疗法是用特制的刮痧工具，根据中医经络理论，在体表进行手法刮拭，以防治疾病、养生保健的方法。刮痧疗法具有活血化瘀、祛邪排毒的功效，对于治疗外感疾病、肌肉疼痛具有较好的效果。

刮痧疗法的操作很简单。用手掌握着刮板，治疗时刮板厚的一面对手掌，保健时刮板薄的一面对手掌。若是针对颈、背、腹、上肢、下肢部位，刮痧从上向下刮拭；若是针对胸部，则从内向外刮拭。顺经络方向的一般是补益，逆经络方向的则为泻邪。每个部位一般要刮 3 ~ 5 分钟。

刮痧时需要辨别体质、证候和季节，选择适合的部位和手法。一些皮肤有疾病或瘢痕的人群、有出血倾向的疾病患者、年老体弱者、孕妇，以及面部和空腹时，均不适宜施行刮痧疗法。

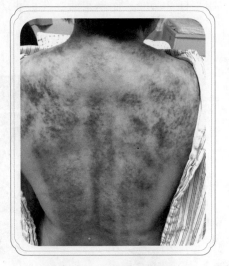

刮痧疗法（关丽华提供）

刮痧治疗时应注意保持室内保暖，尤其是在冬季应避寒冷与风口。夏季刮痧时，应回避风扇直接吹刮拭部位。刮痧后 30 分钟以内不要洗凉水澡。再次刮痧须间隔 3 ~ 6 天，以皮肤上痧退为标准。刮痧出痧后最好饮一杯温开水（最好为淡盐水），并休息 15 ~ 20 分钟。

8 推拿疗法

推拿疗法是中医传统保健、治疗方法之一。推法是指用指、掌或肘部着力于受术部位，进行单方向的直线或弧形移动的方法。拿法是以拇指与食指相对用力于施术部位，并做持续而有节律的拿提动作。这两种方法往往结合使用。

推拿疗法具有扶正祛邪、散寒止痛、健脾和胃、导滞消积、疏通经络、滑利关节、强筋壮骨等作用，更具有保健强身、预防疾病、延年益寿的效果。它常常应用于各种关节肌肉疾病、消化系统疾病和妇科疾病的治疗，也可以用于日常保健，如小儿推拿等。推拿疗法讲求施术者手法正确和取穴精准，人们如果掌握了基本方法，在日常生活中也可以进行。

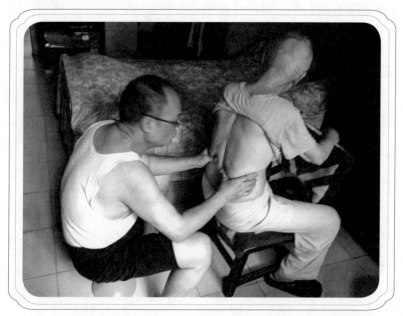

邓中光帮邓铁涛教授推拿按摩（陈安琳提供）

推法操作简单，可以用手掌，也可以用肘部、脚部，操作时指、掌、肘要紧贴体表，用力要稳，速度缓慢而均匀，以能使肌肤深层透热而不擦伤皮肤为度。此法可在人体各部位使用。它能提高肌肉的兴奋性，促进血液循环，并有舒筋活络之作用。拿法操作时用力要由轻而重，不可突然用力，动作要和缓而有连贯性，常配合其他手法使用于颈项、肩部及四肢等部位，具有祛风散寒、舒筋通络等作用。在小儿保健方面，小儿捏脊疗法可以治疗小儿厌食、腹泻等，而清天河水法能迅速发汗降温。

但是推拿疗法不适用于孕妇的腰骶部与腹部，年老体衰、久病体虚或极度疲劳、剧烈运动后、过饥过饱、醉酒等情况也均不宜使用。

9　中药熏洗

中药熏洗疗法是中药外治的一种方法，历史悠久，可以用于防病治病、养生保健，而且操作简单。中药熏洗是以中医药理论为指导，将中药煎煮后，用药液淋洗或浸浴的方法。

中药熏洗具有行气活血、强筋健骨、养颜润肤、祛风止痒等功效，可以用于日常保健、防病治病，如国医大师邓铁涛教授就用中药沐足降压。

若是用于治疗疾病，则需要先让中医师辨证处方，开具治病的中药方剂；若是用于保健养生，则可以让中医师在辨体质、辨证后开具保健的中药方剂，也可以使用常用的药效较平和的保健方剂。将药物煎煮成浓液后兑入清水，调试温度到合适区间，可以浸浴、淋洗或者擦拭部位，时间控制在 20～40 分钟，以头面部微微出汗为宜。若药液不够浓，可以将煎煮后的药物放入布袋中，再放入水中浸泡。事后用清水冲洗身体 1 ~ 3 遍，以洗掉身体上残留的药液为度，用柔软浴巾将身体擦干。

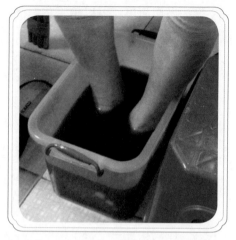

孕妇、月经期人群，以及体弱、皮肤敏感或有伤口者，不适宜使用中药熏洗。年老体弱者，注意浸泡时间，若出现头晕现象，立即停止浸泡，并平卧休息，测量血压、心率。

邓铁涛教授居家中药沐足（陈安琳提供）

10　贴敷疗法

贴敷疗法是将药物贴敷于体表局部或穴位上的一种操作方法。天灸疗法是贴敷疗法的一种，它是将具有中医特色的子午流注时间治疗学与特定中药相结合，在特定穴位防治某些疾病的一种治疗方法。贴敷疗法具有祛邪通络、清热解毒、消肿止痛的功效，能增强机体功能和抗病防病，特别是对过敏性鼻炎、哮喘、虚人感冒、慢性结肠炎、虚寒胃痛、慢性支气管炎等疾病有显著的疗效。

贴敷的药物一般是中医师用特定的处方制作而成的药膏，医师将已制备好的药物直接贴压于穴位上，然后外敷医用胶布固定，一般 1 ~ 3 天换药 1 次。若药物效果过强，皮肤起水疱，则数分钟就换药，视具体情况而定。有些药物效力较强，会引起皮肤起疱或者红痛，遇到这种情况请不要担心，这是贴敷疗法的一种，叫发疱疗法，只要注意皮肤消毒，预防感染便可。小的水疱一般不必做特殊处理，让其自然吸收即可；大的水疱应以消毒针具挑破其底部，排尽液体，消毒，以防感染。破溃的水疱应做消毒处理，并外用无菌纱布包扎，以防感染。贴敷部位起水疱或破溃者，应待皮肤愈合后再贴敷。

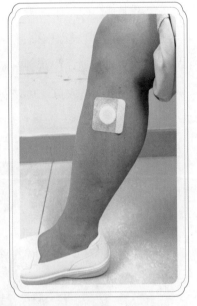

中药贴敷（常少琼拍摄）

皮肤有创伤者或皮肤疾病患者、药物过敏者，一般不适合使用贴敷疗法。孕妇、久病体弱者需要慎重使用此法。

11 中药芳香疗法

中药芳香疗法是利用芳香药物如藿香、薄荷、丁香、白豆蔻等挥发的药味，作用于口鼻、肌肤、经络穴位，从而调节阴阳、扶正祛邪、避秽防病。现代研究发现，中药芳香疗法可以调节人体睡眠，缓解紧张焦虑情绪，辅助治疗心脑血管疾病、妇科疾病、皮肤疾病等。

我们可以通过直接燃烧、加水煎煮或者制作香囊等方式，使得药物挥发，挥发的药物通过呼吸道黏膜、皮肤等进入人体，从而起到调理作用。

在家中制作简单中药香囊的方法如下。

（1）药物组成：根据自身实际情况选用药物，容易感冒、有慢性鼻炎者可以选用荆芥穗、广藿香、石菖蒲、苍术、肉豆蔻、薄荷、冰片等，容易失眠者可以选用薰衣草、玫瑰花、檀香、白芷、丁香等。

（2）材料组成：香囊布袋或小布袋、绳子、旧的丝袜、针线等。

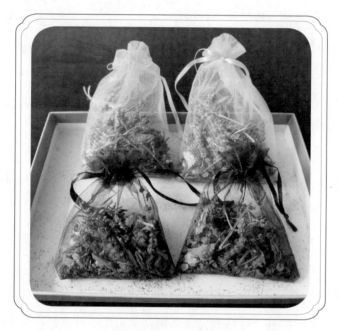

自制香囊（常少琼拍摄）

（3）制作方法：

①将上述中药剪碎或者研碎，混合备用。

②将旧的丝袜缝成大小适中的袋子，放入混合好的中药碎，再缝好袋子。

③将药包放入香囊布袋或小布袋中，用绳子绑紧袋口，悬挂于室内或放置于容易闻到香味的地方。香味淡去后可以更换新药物。

第
四
章

邓铁涛教授特色保健法

1 邓老八段锦

八段锦是一套独立而完整的健身功法，起源于北宋。相传当年达摩禅师在嵩山少林寺面壁九年，创立了包含十八个动作的健身操，称为"达摩十八式"，后人将其逐渐简化为八套动作，这就是后来的八段锦。国医大师邓铁涛教授多年来坚持八段锦锻炼，并对其进行归纳整理，使其更简单易学，称为"邓老八段锦"。临床研究发现，八段锦有很好的养生保健作用，并有助于糖尿病、高血压、慢性胃炎等的治疗，可以作为日常养生运动方法。

1.1 第一式 两手托天理三焦

（1）预备姿势：

直立，两臂自然下垂，手掌向内，两眼平视前方，舌尖轻抵硬腭，自然呼吸，周身关节放松，足趾抓地，意守丹田，以求精神集中片刻。

（2）动作：

两臂微屈，两手从体侧移至身前，十指交叉互握，掌心向上。两臂徐徐上举，至头前时，翻掌向上，肘关节伸直，头往后仰，两眼看手背，两腿伸直，同时脚跟上提，挺胸吸气。两臂放下，至头前时，掌心由前翻转向下，脚跟下落，臂肘放松，同时吸气。如此反复 16 ~ 20 遍，使呼气、吸气均匀。最后十指松开，两臂由身前移垂于两侧，以作收势。

（3）功效：

此式动作注重四肢和躯干运动，以挺胸仰头为主，有利于胸廓的扩张，活动颈椎及颈部肌肉，加强深呼吸，改善头脑和心胸的血液循环，理顺三焦，疏通经络，调和气血，能解除疲劳，提神醒脑。

邓铁涛教授"两手托天理三焦"
示范动作（邓中光提供）

（4）要领：

两手要绷直，眼睛看着手，脚跟要离地。

1.2 第二式 左右开弓似射雕

（1）预备姿势：

左腿向左侧跨一步，两腿屈膝成马步，上体直，同时两臂平屈于两肩前，左手食指略伸直，左拇指外展微伸直，右手食指和中指弯曲，余指紧握。

（2）动作：

左手向前侧平伸，同时右手向右侧猛拉，屈肘与肩平，两眼看左手食指，同时扩胸吸气，模仿拉弓射箭姿势。两手收屈于胸前，成复原姿势，但左右手手指伸展相反，同时吸气。右手向右侧平伸，左手向左侧猛拉，屈肘与肩平，两眼看右手食指，同时扩胸吸气。如此左右轮流进行开弓 16 ～ 20 次，最后还原成预备姿势和收势。

（3）功效：

此式动作的重点是运动胸部和颈椎。两臂外展且左右交替猛拉，促使胸廓扩大，增强呼吸功能和血液循环；颈椎左右旋转运动，增强头部血液循环，有利于心神健康。

（4）要领：

左右开弓的两手要平，马步要稳，两手绷紧时稍用力，其余时间不用力。

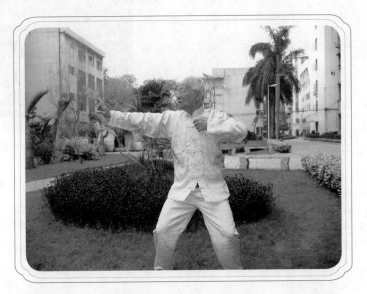

邓铁涛教授"左右开弓似射雕"示范动作（邓中光提供）

1.3 第三式 调理脾胃须单举

（1）预备姿势：

直立，两臂自然垂伸于两侧，脚尖向前，眼睛平视前方。

（2）动作：

右手翻掌上举，五指伸直并拢，掌心向上，指尖向左，同时左手下按，掌心向下，指尖向前，拇指开展，头向后仰，两眼看右指尖，同时吸气。复回原位，左手翻掌上举，五指伸直并拢，掌心向上，指尖向右，同时右手下按，掌心向下，指尖向前，拇指开展，头向后仰，两眼看左指尖，同时吸气。复回原位再呼气。如此反复16～20遍，注意配合呼吸运动。

（3）功效：

此式动作是两臂交替上举与下按，上下用力牵拉，同时仰头，直腰，脊柱侧屈，使两侧内脏器官和躯干肌肉做协调的牵引，主要作用于中焦，健脾运气，增强脾胃功能。

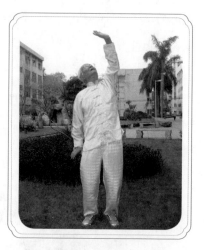

邓铁涛教授"调理脾胃须单举"
示范动作（邓中光提供）

（4）要领：

手在上举之时稍用力，腰部稍有拉牵的感觉。

1.4 第四式 五劳七伤往后瞧

（1）预备姿势：

直立，两臂自然伸直下垂，手掌向腿旁贴紧，挺胸收腹。

（2）动作：

双臂后伸于臀部，手掌向后，躯干不动，头慢慢向左旋转，两眼向左后方看，同时深吸气，稍停片刻。头旋转回原位，两眼平视前方，并呼气，头慢慢向右旋转，两眼向右后方看，并吸气，稍停片刻，再旋转回原位，两眼平视前方，并呼气。如此反复 16 ~ 20 遍，最后还原成预备姿势及收势。

（3）功效：

此式动作使头部、胸部反复用力，左右旋转，增强颈部肌肉的收缩能力，加强胸椎和胸骨的活动，主要增强肺脏功能，同时能增加脑部的血液供给，协调脏腑气血，防治五劳七伤。

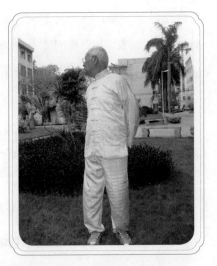

邓铁涛教授"五劳七伤往后瞧"
示范动作（邓中光提供）

（4）要领：

上半身可以转动，眼睛尽量向后看，下半身不动。

1.5 第五式 攒拳怒目增气力

（1）预备姿势：

两腿分开，屈膝成马步，两侧屈肘握拳，拳心向上，两脚尖向前或外旋，怒视前方。

（2）动作：

右拳向前猛冲击，拳与肩平，拳心向下，两眼睁大，向前虎视，右拳收回至腰旁，同时左拳向前猛冲击，拳与肩平，拳心向下，两眼睁大，向右虎视。

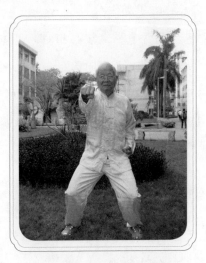

邓铁涛教授"攒拳怒目增气力"
示范动作（邓中光提供）

右拳收回至腰旁，同时左拳向左侧冲击，拳与肩平，拳心向下，两眼睁大，向左虎视。做以上动作时配合呼吸，拳冲击时向前冲击，回收复原时吸气，如此反复 16 ~ 20 遍。最后两手下垂，身体直立。

（3）功效：

此式动作主要运动四肢和眼睛，使大脑皮层和交感神经兴奋，加强心脑血液循环，收缩全身肌肉，有利于气血运行，补肺益气，益肾健脾。

（4）要领：

手臂要用力，拳头转着出去，其余部位不用力。

1.6 第六式 两手攀足固肾腰

（1）预备姿势：

两腿直立，两手自然置于体侧，成立正姿势。

（2）动作：

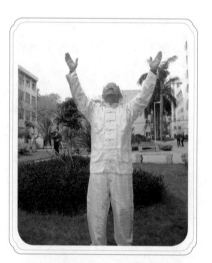

两臂上举，掌心相对，上体背伸，头向后仰。上体向前尽量弯，两膝保持正直，同时两臂下垂，两手指尖尽量向下，头略抬高。如此反复 16 ~ 20 遍，配合呼吸运动。最后还原成收势。

邓铁涛教授"两手攀足固肾腰"
示范动作（邓中光提供）

（3）功效：

此式动作主要运动腰部，可以加强心肺功能，强肾固腰，辅助调理腰腿痛及腰肌劳损等。

（4）要领：

双手尽量往下靠，初学者和老年人双手下靠要量力而为、循序渐进。

1.7 第七式 摇头摆尾去心火

（1）预备姿势：

两腿分开，屈膝下蹲成马步，两手按在膝上，虎口向内。

（2）动作：

上体及头前俯深屈，随即在左前方尽量做弧形环转，头部和胸部尽量向左后旋转，同时臀部相应右摆，左膝伸直，右膝弯曲。复原成预备姿势。上体及头前俯深屈，随即在右前方尽量做弧形环转，头部和胸部尽量向右后旋转，同时臀部相应左摆，右膝伸直，左膝弯曲。复原成预备姿势。如此反复16 ~ 20遍，配合呼吸运动。头向左后（或右后）旋转时吸气，复原时呼气，最后直立而成收势。

（3）功效：

此式动作能运动全身，尤其是颈椎、腰椎以及下肢，不仅能锻炼颈部肌肉和关节，还能对胸廓起到作用，能改善全身气血循环，更能使上焦心火下降。

（4）要领：

动作要柔和，向后看的时候一条腿弯曲，另一条腿伸直。

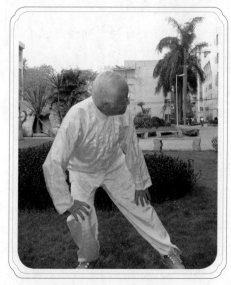

邓铁涛教授"摇头摆尾去心火"
示范动作（邓中光提供）

1.8 第八式 背后七颠百病消

（1）预备姿势：

立正，两手置于臀后，掌心向后，挺胸，两膝伸直。

（2）动作：

脚跟尽量上提，头向上顶，同时吸气。脚跟放下着地且有弹跳感，同时呼气。如此反复进行7次，最后恢复成预备姿势。

（3）功效：

此式动作使得全身肌肉放松，足部的弹性震动有利于脑和脊髓中枢神经的血液循环畅通，使得全身放松，协调各脏腑功能。

（4）要领：

全身要放松，脚跟落地时不要用力。

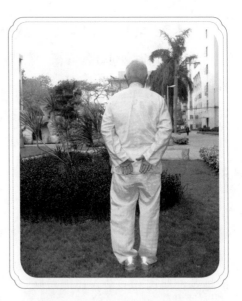

邓铁涛教授"背后七颠百病消"
示范动作（邓中光提供）

2 邓老综合摇橹法

邓铁涛教授倡导将中医养生保健融入生活之中，"简、便、廉、验"的保健方法是其特色之一。邓老重视固护脾胃，认为脾胃为后天之本、气血生化之源。他经过长期观察发现渔民少患胃病，这可能与其长期进行摇橹运动有关。他结合临床经验和多年练习八段锦、太极拳的体会，自创综合摇橹法以防治脾胃疾病，临床应用确有效果。

2.1 准备式

左脚开步，与肩同宽，屈膝下蹲，掌抱腹前，平视前方，中正安舒，呼吸自然，心神宁静，意守丹田。

2.2 第一式 调理脾胃须单举

（1）动作：

右手上举翻掌，五指伸直并拢，掌心向上，指尖向左，同时左手下按，掌心向下，指尖向前，拇指开展，同时吸气。

右手下落，复回原位，并呼气，左手上举翻掌，五指伸直并拢，掌心向上，指尖向右，同时右手下按，掌心向下，指尖向前，拇指开展，同时吸气。

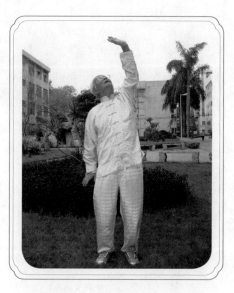

邓铁涛教授"调理脾胃须单举"
示范动作（邓中光提供）

（2）要领：

此式动作反复20个来回，手在上举之时稍用力，腰腹部稍有拉牵的感觉。

（3）功效：

此式动作主要作用于中焦脾胃，促进肠胃蠕动，增强脾胃消化功能。

2.3 第二式 云手

（1）动作：

右手变掌在身前顺时针画弧，同时左手逆时针相对画弧，两手旋翻，手在上方时，掌心朝外护头，手在下方时，掌心朝内护裆，双手交叉画弧，反复6次，同时两腿左右弓步交替，交换身体重心。

（2）要领：

此式动作反复20个来回，要求以腰腹部为中轴，带动胳膊、手左右缓慢转动至极点。

（3）功效：

此式动作起到调养气血、疏通经络、运动腰腹、活动全身关节的作用。

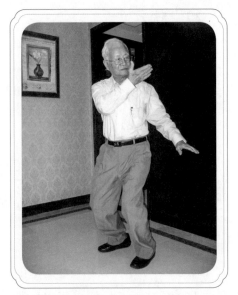

邓铁涛教授"云手"示范动作
（陈安琳拍摄）

2.4 第三式 摇橹

（1）动作：

双下肢自然站立，右腿向前跨一小步，屈膝稍下蹲，两臂自然垂伸于两侧，脚尖向前，眼睛平视前方。双手握空拳，向胸前抬起，如握橹桨；双手向前推动，腰部前俯；双手向后拉，腰部后仰；双手向前推，手带动腰部使身体回正，右腿收回，自然站立。

（2）要领：

更换左脚重复此式动作，如此反复20个来回，以腰部为中轴，手带动腰部前俯后仰。

（3）功效：

此式动作起到运动腰腹、调理脾胃气血、疏通经络的作用。

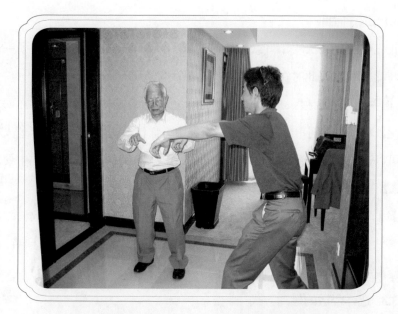

邓铁涛教授"摇橹"示范动作（陈安琳拍摄）

3 午间散步采阳养生法

　　邓铁涛教授平时就喜欢午间散步，在天气晴朗、阳光灿烂的日子，每天中午时分，他都会围绕楼下空地悠闲散步数十圈，尤其在阳光充沛的夏日，运动程度以感觉温暖舒适、微微出汗为度，邓老自己称此法为"午间散步采阳养生法"。

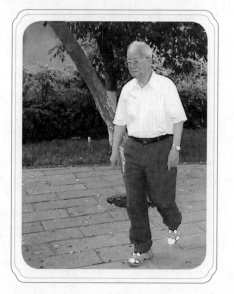

邓铁涛教授午间散步采阳（邓中光提供）

3.1 选择时间

正午时分是一天中阳气最旺盛的时候，人体自身的阳气也达到了一天中相对旺盛的状态，此时在阳光下散步，易激发人体的阳气。

注意：在岭南地区，夏天天气炎热，正午的时候广州往往出现35℃左右的高温，在这个时间户外散步，容易出现中暑症状，特别是体虚或年老人群，我们可以适当地将采阳的时间推后到下午3点至4点之间，避免高温中暑。

3.2 选择地点

我们采阳的时候建议选择合适的地点，原则是选择能让自己放松、愉快且空气清新的地方，一般可以是户外小花园或者公园。不要选择让自己压抑或情绪紧张的地方，压抑的环境会让体内阳气闭塞，不利于养阳。

3.3 选择合适的运动方式

可以选择散步、快步走等方式。

采阳的时候，我们要选择合适的运动方式，推荐比较慢的有氧运动如散步、快步走，以微微出汗为宜，要避免大汗淋漓的剧烈运动。因为剧烈的运动使得我们毛孔大开，大汗淋漓，而人体的阳气却容易随着汗液从毛孔中损耗。剧烈的运动，在正午气温较高的时候，往往容易大量消耗人体氧气和水液，诱发心脏疾病，出现中暑或者心搏骤停现象。

3.4 适合人群

邓铁涛教授认为这个方法比较适合中老年人以及阳虚体质的人群。在正午温暖的阳光下散步行走，可促进人体的气血运行，加快新陈代谢，振奋人体阳气，起到补肾养阳的功效。同时，还适用于一些经常无精打采、爱打瞌睡，总感到精力不济的年轻人。

3.5 注意要点

①以微微出汗为宜，避免大汗淋漓；②让阳光晒到背部和关节部位；③不宜袒胸露背，以免风邪入内。

4 邓老静心功

《黄帝内经》有云："精神内守，病安从来。""正气存内，邪不可干。"邓铁涛教授认为"养生先养心，养心先养神"，而养神以静。邓铁涛教授平素每天醒来后一般不急于起床，而是先在床上调整呼吸吐纳，做 50 下呼吸吐纳后静坐，通过静坐、入定、冥想等方法安定心神，这称为"邓老静心功"。

4.1 动作要领

首先，保持精神上的宁静和形体上的相对安静状态。其次，双腿或单腿交换盘坐在板椅上，上身自然放松，头位正直，自然闭目，两手置于腹前相互轻握，以人体感受舒适为度，保持正常呼吸，静坐约 30 分钟。

4.2 练习时间

日常生活中我们要劳逸结合、动静兼修，所以邓铁涛教授建议：早晨先静后动，即先练习静心功后练习其他运动功法，以升发阳气；晚上先动后静，即先进行体育锻炼后练习静心功，以潜藏神气。另外，我们在旅途奔波等心神不定之时，也可练习静心功以静养心神。

4.3 注意要点

（1）如静坐时间久，气血易短暂凝滞，不要急于起身，可通过拍打、按压等手法，疏通四肢气血。

（2）根据身体状态，调整练功时间。

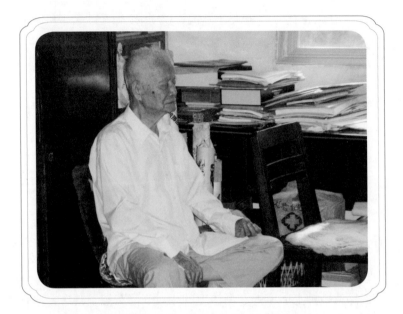

邓铁涛教授练习静心功（陈安琳提供）

5 自我按摩保健康

邓铁涛教授于数十年前，根据某解放军部队门诊部所传之手抄本抄得保健操内容，结合自己在实际练习中总结的体会，加入个别动作，凝结而成一套保健法，定名为"自我按摩保健康"，日常反复练习，可保持身心健康。

5.1 第一节 放松静坐养心神

（1）动作要领：静坐在床上或椅子上，放松身体，可以闭目，也可以自然睁开眼睛，深呼吸，气达丹田，排除杂念，持续约1分钟。

（2）功效：宁心安神。

5.2　第二节　预备按摩三搓手

（1）动作要领：双手抬起于胸前，右手反复搓左手手背，左右手交替，各1分钟。

（2）功效：温热手掌。

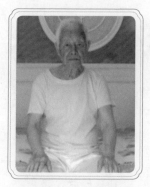

邓铁涛教授静坐养心神　　　　　邓铁涛教授搓手
（《自我按摩保健康》视频截图）　　（《自我按摩保健康》视频截图）

5.3　第三节　双手浴面以养颜

（1）动作要领：双手做洗脸动作，从鼻翼旁沿鼻根向上，到额头沿脸颊返回，反复做该浴面动作约20次。

（2）功效：促进脸部血液循环，疏通头面经络气血，美容养颜。

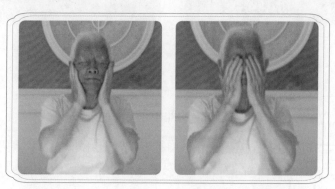

邓铁涛教授浴面（《自我按摩保健康》视频截图）

5.4 第四节　按太阳、捏鼻梁、顺迎香，以防感冒

（1）动作要领：双手拇指顺时针、逆时针按揉两侧太阳穴各10次；拇指和食指提捏鼻梁山根（即两眼内眦连线中点与印堂之间斜坡上），左右手各10次；双手握虚拳，以拇指侧从印堂往迎香穴自上而下顺揩50次。

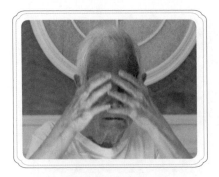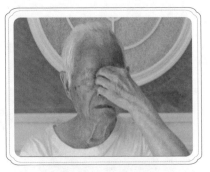

邓铁涛教授按太阳　　　　　　　邓铁涛教授捏鼻梁
（《自我按摩保健康》视频截图）　（《自我按摩保健康》视频截图）

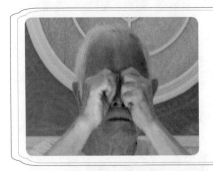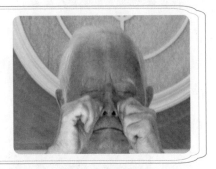

邓铁涛教授顺迎香（《自我按摩保健康》视频截图）

（2）功效：疏风、通窍、利鼻。

5.5 第五节　推两臂、利咽喉、叩膻中，调理上焦

（1）动作要领：先搓热双手，内推三阴经上（即左手手掌从右手臂内侧由腕部往腋窝向上推），外推三阳经下（即左手手掌从右手臂外侧由肩部

往腕部向下推），左右手交替，各 10 次。手掌由上往下推摩颈部咽喉处，如抚胡须状，可以左右手交替，共 8 次。手抓起如鸡嘴状，鸡嘴处叩击膻中，左右手各 10 次。

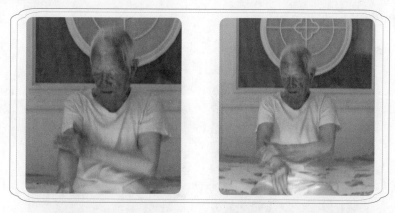

邓铁涛教授推两臂（《自我按摩保健康》视频截图）

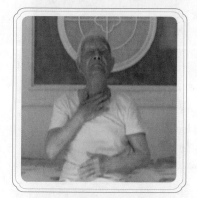

邓铁涛教授利咽喉
（《自我按摩保健康》视频截图）

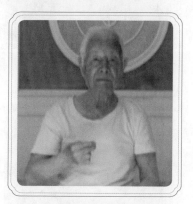

邓铁涛教授叩膻中
（《自我按摩保健康》视频截图）

（2）功效：疏通上焦经络，利咽养肺，调理气机。

5.6 第六节 推心至腹及双腿、摩腹，理脾兼开胃

（1）动作要领：右手手掌从左侧肩部开始，由上往下推至前胸、心口

处、左大腿内侧和膝部，左右手交替，各 20 次。然后双腿伸直，双手各握同侧大腿根部，由腿根向足跟处推摩，左右交替，各 20 次。搓肚，即摩腹，从上腹部开始，以肚脐为圆心，顺时针方向、逆时针方向推摩转圈各 20 次，注意饱饭后不宜做该动作。

（2）功效：健运脾胃，理气开胃。

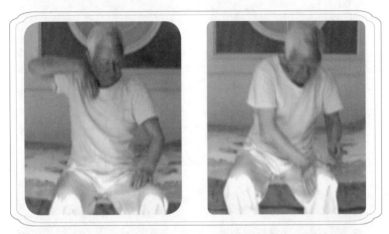

邓铁涛教授推心至腹（《自我按摩保健康》视频截图）

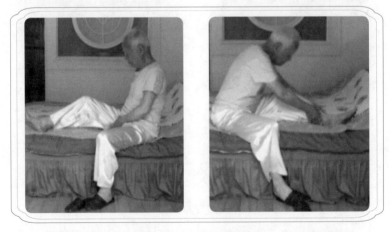

邓铁涛教授推双腿（《自我按摩保健康》视频截图）

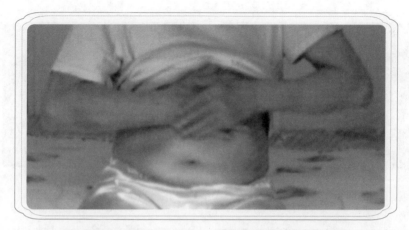

邓铁涛教授摩腹（《自我按摩保健康》视频截图）

5.7 第七节 鸣天鼓、聪两耳、击玉枕、敲五经（督脉、双侧膀胱经、双侧胆经），醒脑利窍

（1）动作要领：鸣天鼓，即双手手掌贴住耳孔，五指置于脑后，整个手搭在后脑勺上，用两手食指和中指配合弹拨后脑勺，持续50次。聪两耳，即掩耳后再突然放开，连续10次。然后开耳，3转1拨为1组，可连续做10组，即以双手食指插入双侧耳孔，先向前旋转，再向后旋转，连续3次为"3转"，然后突然放手为"1拨"，3转1拨连续重复10次。击玉枕，即双手五指微屈，用食指、中指和无名指轻击后枕部，在玉枕穴（位于人体的头后部，当后发际正中直上2.5寸，旁开1.3寸平枕外隆凸上缘的凹陷处）和天柱穴〔位于后发际正中旁开1.3寸处，颈部的一块突起肌肉（斜方肌）外侧凹处，后发际正中旁开约2厘米处即是此穴〕之间来回，左右手交替约50次。敲五经（督脉、双侧膀胱经和双侧胆经），即双手微屈，以五指指尖轻轻敲打头部经络，从额部向枕后反复约1分钟。

（2）功效：提神醒脑，利耳开窍，有利于调节睡眠及提升大脑记忆力。

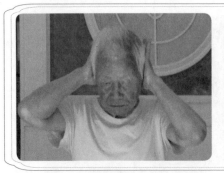
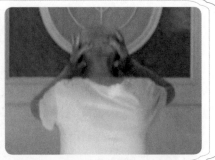

邓铁涛教授鸣天鼓（《自我按摩保健康》视频截图）

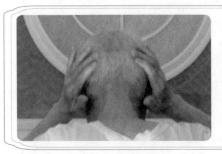
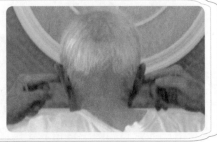

邓铁涛教授聪两耳（《自我按摩保健康》视频截图）

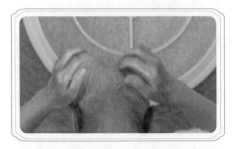
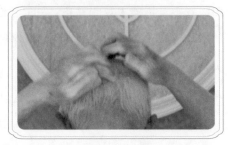

邓铁涛教授击玉枕　　　　　　　邓铁涛教授敲五经
（《自我按摩保健康》视频截图）　　（《自我按摩保健康》视频截图）

5.8 第八节 两眼环视益视力

（1）动作要领：双眼平视，头部沿着顺时针方向、逆时针方向转圈，同时双眼随着头部转动环视周围，顺时针、逆时针各 20 圈。

（2）功效：调节视力，养眼明目。

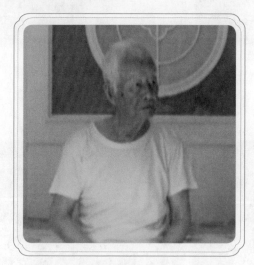

邓铁涛教授环视
（《自我按摩保健康》视频截图）

5.9 第九节 腰擦上下强腰肾、双足旋握调血气、涌泉推擦聚肾元

（1）动作要领：双手在后腰部由上而下推、摩各 50 次。右手握住左腿脚踝上部，进行旋转摩擦，左右交替，各 100 次。用手掌推擦足底涌泉穴，左右各 100 次。

（2）功效：固肾强腰，调节气血。

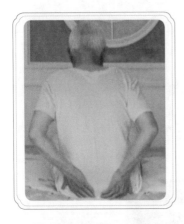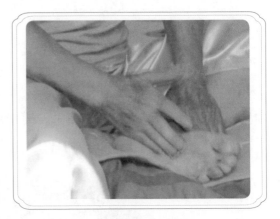

邓铁涛教授腰擦上下强腰肾
（《自我按摩保健康》视频截图）

邓铁涛教授涌泉推擦
（《自我按摩保健康》视频截图）

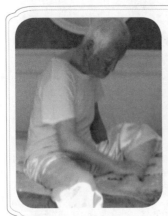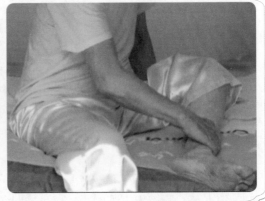

邓铁涛教授双足旋握（《自我按摩保健康》视频截图）

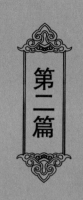

第二篇

常见疾病的
中医自我防治

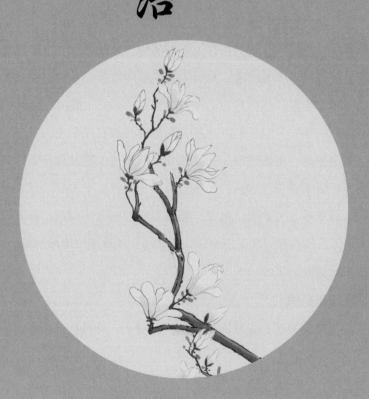

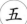

内科疾病

1 感冒

感冒是感受以风邪为代表的六淫、时邪病毒，侵犯肺卫，以恶寒发热、头身疼痛、鼻塞流涕、喷嚏咳嗽、全身不适为临床特征的常见外感病证，四季皆有，以冬春季为多。西医称为上呼吸道感染，简称上感。广义的上感不是一个疾病诊断，而是一组疾病，包括普通感冒、病毒性咽炎、喉炎、疱疹性咽峡炎、咽结膜热、细菌性咽 - 扁桃体炎。狭义的上感又称普通感冒，是最常见的急性呼吸道感染性疾病，多呈自限性，但发生率较高。风寒感冒者的主要症状为恶寒重、发热轻，头痛，咽喉发痒，咳嗽痰稀白，鼻塞或流清涕，无汗，等等；风热感冒者见恶寒轻、发热重，头胀痛，咽喉肿痛，口渴，少汗出，咳嗽吐黄痰，等等。

1.1 居家常备药物

感冒一般不需要服药，保证充足休息，多喝水，可以自己痊愈。注意不要自行服用抗生素，应该在医师指导下用药。可以根据症状服用银翘散、复方感冒灵、小柴胡颗粒、藿香正气丸、999感冒颗粒等。

1.2 食疗推荐

正确的饮食调护，有助于感冒患者的迅速康复。感冒期间，应避免进食或忌多食高脂肪、高蛋白及辛辣刺激的食物，如鸭肉、猪肉、羊肉、甲鱼、蚌等食品，不要喝酒类饮料，否则容易导致病情加重。对于感冒患者，提倡多进食清淡、易消化的食物，比如米粥、面条等。风寒感冒者宜多吃发汗散寒食品，如辣椒、葱、生姜、大蒜、豆腐、鲜生姜加红糖水等；风热感冒者宜多吃有助于散风热、清热的食品，如绿豆、萝卜、白菜、白菜根、薄荷等，可以用鲜梨汁与大米适量煮粥并趁热食用。

（1）姜糖茶。

组成：生姜3片，红糖适量。

做法：以上材料以开水冲泡，每日1~2剂，随时温服。

功效：散寒解表，适用于风寒感冒的治疗。

（2）葱豉汤。

组成：干红葱头30克，豆豉15克。

做法：将以上材料炒热后，加适量水，煮沸后加盖浸10分钟，当茶饮。

功效：辛温解表，宣肺散寒，适用于风寒感冒的治疗。

（3）金银花薄荷茶。

组成：金银花15克，薄荷5克，甘草3克。

做法：以上材料水煎，当茶饮。

功效：辛凉解表，适用于风热感冒的治疗。

（4）姜葱粥。

组成：葱5克，姜5克，盐少许。

做法：将葱洗净，切成小粒，姜切成丝状，放入碗里，将煲好的热粥倒入碗中，加盖焗10分钟，加盐调味，趁热食用。

功效：解表散寒，适用于风寒感冒或者气虚感冒者。

1.3 风门穴保健

（1）艾灸风门穴。

定位：风门穴属足太阳膀胱经穴，为足太阳膀胱经与督脉交会穴。在背部，第2胸椎棘突下旁开1.5寸。

简单取穴：低头，暴露颈部后侧，此时可以看到或者摸到颈部明显的隆起处，质地坚硬，此为第7颈椎棘突。顺脊椎方向，由第7颈椎棘突向下数2个棘突为第2胸椎。

操作方法：患者取俯卧位或坐位，家属将艾条点燃后放于风门穴上方，在距离皮肤2～3厘米处进行艾灸，以局部有温热感而无灼痛感为宜，一般每次灸10～15分钟，以局部潮红为度。感冒流行期间每日灸治1次，预防感冒可隔日1次。

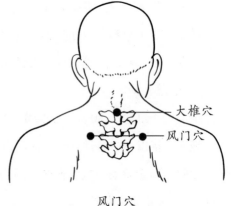

风门穴

功效：主治一切风证，可以祛风散寒。

（2）按摩风门穴。

操作方法：患者取俯卧位或坐位，家属用手掌大鱼际贴附于风门穴部位，做快速的直线往返运动，使之摩擦生热。注意摩擦时压力不可过大。为保护皮肤，可先在皮肤上涂抹万花油。感冒流行期间每日 1 ~ 2 次，预防感冒可隔日 1 次。

（3）邓铁涛教授保健法：按太阳穴、捏鼻梁、顺迎香，以防感冒。

动作要领：双手拇指顺时针、逆时针按揉两侧太阳穴各 10 次；拇指和食指提捏鼻梁山根（即两眼内眦连线中点与印堂之间斜坡上），左右手各 10 次；双手握虚拳，以拇指侧从印堂往迎香穴自上而下顺揩 50 次。（见第 46 页图）

功效：疏风、通窍、利鼻。

1.4 沐足疗法

（1）常用沐足方推荐。

①风寒感冒者。

组成：艾叶 30 克，紫苏叶 30 克，桔梗 10 克，麻黄 10 克，生姜 5 片。

功效：在感冒的急性期泡脚能帮助尽快恢复。

②风热感冒者。

组成：桑叶 30 克，菊花 20 克，连翘 15 克，金银花 30 克，桔梗 10 克，防风 10 克，薄荷 20 克。

功效：在感冒的急性期泡脚能帮助尽快恢复。

③容易感冒者。

组成：黄芪 50 克，防风 10 克，白术 20 克，党参 30 克，五爪金龙 30 克。

功效：容易感冒者可以用于日常保健。

（2）操作方法。

以上药物煎煮后，待水温自然下降到 45℃左右，不要加水调温，以免影响药效。沐足时，水面在膝关节以下，时间为 20 ~ 30 分钟。可以把每服药用布袋包好，煎水，每服药均可以反复加热使用 3 天。晚上睡觉前沐足 1 次。

沐足时进行脚部按摩。注意空腹或餐后不要沐足。

1.5 在家中如何制作简单的中药香囊

（1）药物组成：荆芥穗3克，广藿香3克，石菖蒲2克，苍术2克，肉豆蔻2克，薄荷2克，冰片1克。

（2）材料组成：香囊布袋或小布袋、绳子、旧的丝袜、针线等。

（3）制作方法：

①将上述中药剪碎或者研碎，混合备用。

②将旧的丝袜缝成大小适中的袋子，放入混合好的中药碎，再缝好袋子。

③将药包放入香囊布袋或小布袋中，用绳子绑紧袋口，悬挂于室内或放置于容易闻到香味的地方。香味淡去后可以再更换新药物。

（4）功效：疏风驱邪，芳香化湿，适用于易感冒人群。

1.6 日常调护

（1）多喝水，宜食清淡、易消化食物及新鲜蔬菜、瓜果。

（2）注意天气变化，随时增减衣服，避免受凉。室内温度不要过低或过高。不要让空调冷风直接吹身体。

（3）保持居室空气流通，勤晒被褥。

（4）加强运动及锻炼，经常用冷水洗脸，增强体质。

（5）在流感高发时期及地区，日常可以佩戴口罩，勤洗手，用公筷。注意和患者保持距离，减少感染机会。

（6）容易感冒者，可以及时注射疫苗。

2 咳嗽

咳嗽是因外感六淫，脏腑内伤，影响于肺所致有声有痰之症。咳嗽是人体的一种保护性呼吸反射动作。通过咳嗽反射能有效清除呼吸道内的分泌物或进入气道的异物。

2.1 反复咳嗽时注意尽早体检

如果是感冒后出现咳嗽，可以在医师指导下根据症状服用川贝止咳露、橘红痰咳液、急支糖浆等。但如果无诱因下反复咳嗽超过1个月，建议尽快到医院进行胸部CT或纤维支气管镜检查，明确病因，及时治疗。

2.2 食疗推荐

若咳嗽，应加强饮食调护，注意食补养肺，可以适当食用一些润肺、养阴、生津之品，如百合、蜂蜜、梨、莲子、银耳、葡萄及当季新鲜蔬菜等，少吃辛辣燥热之品。

（1）红糖姜枣汤。

组成：红糖30克，生姜15克，大枣30克。

做法：将以上材料煎煮成汤，汤温度适合后顿服，以服后出微汗为宜。

功效：祛风散寒，适用于治疗风寒咳嗽。

（2）贝母炖梨。

组成：鲜梨500克，贝母末6克，白糖30克。

做法：将鲜梨去皮剖开、去核，填入贝母末及白糖，合起鲜梨，放在碗内隔水蒸熟。

功效：清热化痰，散结解表，适用于治疗风热咳嗽或肺痈。

（3）萝卜猪肺汤。

组成：萝卜1个，猪肺1个，南、北杏仁15克。

做法：将萝卜、猪肺洗净切块，南、北杏仁研碎。以上材料加水共煮1小时，吃肉饮汤。

功效：清热化痰，止咳平喘，适用于久咳不止、痰多气促患者的调理。

（4）芝麻冰糖水。

组成：生芝麻15克，冰糖10克。

做法：生芝麻、冰糖研碎后，一起放入碗中，开水冲饮。

功效：润肺生津，适用于夜咳不止、咳嗽无痰患者的调理。

2.3 推拿按摩

（1）按摩天突穴。

定位：位于颈部，当前正中线上，两锁骨中间，胸骨上窝中央。

操作方法：按压时头微屈，放松颈前肌肉，用一手拇指向下（向足部方向）抠按，持续2~3分钟。

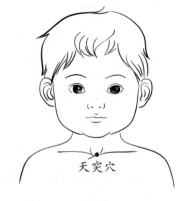

天突穴

功效：可缓解气喘、咳嗽。

注意：如向后（颈椎方向）按压天突穴，会刺激咽喉，引起咳嗽或呕吐，因此要向足部方向按压。

（2）按摩定喘穴。

定位：第7颈椎棘突下旁开0.5寸。

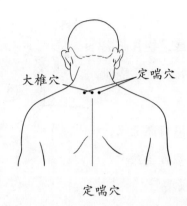

定喘穴

简单取穴：低头，暴露颈部后侧，此时可以看到或者摸到颈部明显的隆起处，质地坚硬，此为第7颈椎棘突。

操作方法：用手掌鱼际在该穴位环形按摩，持续5分钟。

功效：定喘，缓解咳嗽。

（3）按揉肺俞穴。

定位：在背部第3胸椎棘突下旁开1.5寸。

简单取穴：低头，暴露颈部后侧，此时可以看到或者摸到颈部明显的隆起处，质地坚硬，此为第7颈椎棘突，它往下第3突起处为第3胸椎，在第3胸椎旁开1.5寸（即食指与中指并拢，以中指第二节横纹处为准，2指宽度约1.5寸）。

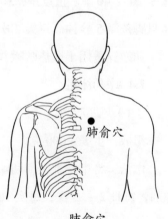

肺俞穴

操作方法：用拇指在该穴位环形按揉，持续5分钟左右。

功效：补肺止咳。

（4）按揉列缺穴。

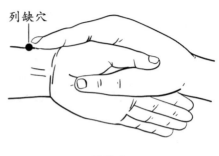

列缺穴

定位：在前臂桡侧缘，桡骨茎突上方，腕横纹上 1.5 寸处，当肱桡肌与拇长展肌腱之间。

简单取穴：两手虎口自然交叉，一手食指按在另一手的桡骨茎突上，当食指尖到达之凹陷处取穴。

操作方法：用拇指在该穴位环形按揉，持续 5 分钟左右。

功效：宣肺止咳。

（5）按摩脚底。

操作方法：先上下来回搓脚心，每只脚搓 30 下。然后每个脚趾都上下按摩 20 ~ 40 下。重点按摩脚面大脚趾根部两侧的部位，特别是该处压痛点，每只脚按摩 5 分钟。每天 2 次。

功效：适用于风热咳嗽并伴有咽痛、扁桃体发炎的患者的调理。

2.4 中药沐足

（1）风寒咳嗽。

组成：生姜 1 000 克。

做法：将生姜洗净，切块，水煎取汁，放入浴盆中，待温时足浴，每次 1 剂，每日 2 ~ 3 次，每次 10 ~ 30 分钟，连续 2 ~ 3 天。

功效：温肺散寒。

（2）风热咳嗽。

组成：麻黄 20 克，南、北杏仁 10 克，甘草 5 克，石膏 50 克。

做法：将以上材料水煎取汁足浴，每次 15 ~ 30 分钟，每日 2 ~ 3 次，每日 1 剂，连续 3 ~ 5 天。

功效：清热宣肺，止咳化痰。

2.5 日常调护

（1）加强锻炼，多进行户外活动，提高抵抗力。

（2）天气转变时及时增减衣服，防止过冷或过热。

（3）咳嗽时要戴口罩，勤洗手，外出就餐用公筷。

（4）经常开窗，保持空气流通。家人感冒时，室内可用醋熏蒸消毒，防止病毒感染。

（5）保证充足睡眠，多饮水。

3 哮喘

"哮病"和"喘病"在中医范畴内是两个不同的概念，不能将两者混为一谈。患者处于静息状态时，哮病也会发作，可见咳嗽，喉中哮鸣有声，呼吸气促困难，甚则喘息不能平卧，面青肢冷。而喘病则以活动后发作较为常见，以呼吸困难、张口抬肩、鼻翼翕动、不能平卧为主要临床表现，喉中并无明显声响。西医学中的支气管哮喘、慢性阻塞性肺病等疾病可以参考。

3.1 居家常备药物

在急性发作期，应及时到医院就医治疗。缓解期可以用中成药进行调理，如肺气虚者可以用玉屏风颗粒，脾虚者可以用六君子丸，肾气不足者可以用金匮肾气丸。

3.2 食疗推荐

（1）黄芪百合粥。

组成：黄芪 30 克，干百合 30 克，大米适量。

做法：将黄芪、干百合分别洗净，放入锅中，加适量清水，用小火煎煮约 30 分钟，滤去渣，剩下药汁；将大米洗净，放入锅中，加入药汁，煮至大米烂熟。

功效：补气养肺，适用于久病气虚的哮喘患者。

（2）沙参麦冬粥。

组成：沙参 15 克，麦冬 15 克，大米适量，冰糖适量。

做法：将沙参、麦冬水煎取汁，加大米煮成粥，再加冰糖调服。

功效：养阴润肺，适用于阴虚肺燥、痰多咳喘者。

（3）虫草猪肺汤。

组成：猪肺 500 克，冬虫夏草 5 克，党参 10 克，黄芪 15 克，生姜 10 克。

做法：将猪肺洗净切块，与以上药材和生姜一起放入汤锅，煎煮 1.5 小时，调味服用。

功效：养肺补肾，适用于久病哮喘者或肺肾不足老年人的调理。

（4）芝麻粥。

组成：芝麻 50 克，大米适量。

做法：将芝麻炒熟后，拌入大米粥内同食。

功效：适用于肺燥咳嗽、习惯性便秘者。

3.3 推拿按摩

（1）按摩云门穴、中府穴。

定位：云门穴位于胸前正中线旁开 6 寸（约自身 6 个横指的宽度），锁骨下缘处，当双手叉腰时，在锁骨外端下缘出现一个三角形的凹陷，其中心即是云门穴。云门穴下1寸（约1横指）便是中府穴。

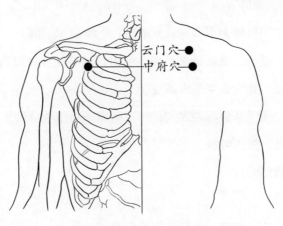

云门穴、中府穴

操作方法：每天早起后、晚睡前，端坐，以拇指或食指分别按摩云门穴、中府穴各10分钟左右，然后由中府穴向上直推至云门穴10分钟，力度以穴位处有酸麻胀感为宜。每天2~3次。

功效：云门穴是肺经要穴，中府穴为肺经募穴，按摩两穴能肃降肺气，辅助治疗咳嗽、气喘、胸痛等。

（2）按揉肺俞穴。

定位：在背部第3胸椎棘突下旁开1.5寸。（见第61页图）

简单取穴：低头，暴露颈部后侧，此时可以看到或者摸到颈部明显的隆起处，质地坚硬，此为第7颈椎棘突，它往下第3突起处为第3胸椎，在第3胸椎旁开1.5寸（即食指与中指并拢，以中指第二节横纹处为准，2指宽度约1.5寸）。

操作方法：用拇指在该穴位环形按揉，持续 5 分钟左右。

功效：补肺止咳。

（3）按摩定喘穴。

定位：第 7 颈椎棘突下旁开 0.5 寸。（见第 61 页图）

简单取穴：低头，暴露颈部后侧，此时可以看到或者摸到颈部明显的隆起处，质地坚硬，此为第 7 颈椎棘突。

操作方法：用手掌鱼际在该穴位环形按摩，持续 5 分钟。

功效：定喘，缓解咳嗽。

3.4 艾灸背部穴位

（1）选穴：

①定喘穴：位于背部，在第 7 颈椎棘突下旁开 0.5 寸。

功效：为经外奇穴，主治咳喘病证。

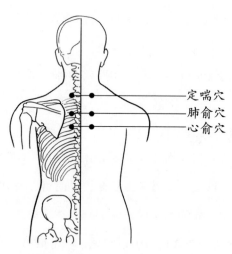

定喘穴、肺俞穴、心俞穴

②肺俞穴：位于背部，在第 3 胸椎棘突下旁开 1.5 寸。

功效：调补肺气，补虚清热。

③心俞穴：位于背部，在第 5 胸椎棘突下旁开 1.5 寸。

功效：调补心气，散发心中之热。

（2）简易定位方法：低头，暴露颈部后侧，此时可以看到或者摸到颈部明显的隆起处，质地坚硬，此为第 7 颈椎棘突。顺脊椎方向，由第 7 颈椎棘突向下数 3 个棘突为第 3 胸椎、数 5 个棘突为第 5 胸椎。

（3）操作方法：以艾条温灸以上双侧共 6 个穴位，各 3 遍。右手拇指、食指及中指垂直握艾条（如握毛笔），左手食指放于相应穴位旁边，可直接感觉热力，防止烫伤皮肤。

（4）功效：调补心、肺之气，补阳散寒，适用于寒证、虚证及慢性咳喘患者。

3.5 日常调护

（1）清淡饮食，少食海鲜等易致人体过敏的异性蛋白质食物，少食过甜、过于油腻的助湿生痰之物，宜多食易消化且纤维素含量丰富的食物，同时保证摄入足够的水分。

（2）加强锻炼，适宜的运动可增强心肺功能，提高肺部的通气能力，从而降低哮喘发病的概率。

（3）防感冒，避免感染，警惕微生物感染和过度劳累。

（4）避免接触过敏原。过敏体质者注意避免接触引起过敏的物质或吃引起过敏的食物，花季尽量少到花粉较多的地方。

（5）注意戒烟、戒酒。急性发作的哮喘患者不宜待在新装修的房间内。

4 心悸

心悸以心脏急剧跳动、惊慌不安、不能自主为主症，可伴有气短、胸闷甚至眩晕、喘促、晕厥。西医学中各种原因引起的具有心悸表现的疾病，如心动过速、心动过缓、心房颤动、期前收缩、神经症等可参考本部分辨证论治。

健康的心脏在静态时每分钟跳动 60 ～ 100 次。运动或情绪变化时，由于身体所需氧气量增加，每分钟心跳可加快至超过 100 次。

4.1 居家常备药物

心悸病常用心宝丸、稳心灵、复方丹参片、复方丹参滴丸、宁心宝胶囊、归脾丸、生脉胶囊、安神补心胶囊、天王补心丸等中成药调理。但中医讲求辨证施治，患者应咨询医师后再运用中成药来治疗。

4.2 食疗推荐

（1）百合宁神茶。

组成：百合 30 克，龙眼肉 15 克，酸枣仁 20 克，冰糖适量。

做法：将百合、酸枣仁一同放入锅中，水煎 2 次，去渣后加入龙眼肉稍煮，加入冰糖调味后即可饮用，每天 1 剂。

功效：宁心安神。

（2）玉竹饮。

组成：玉竹 30 克，龙眼肉 15 克，大枣 15 克。

做法：以冷水浸泡玉竹半小时后，加入龙眼肉、大枣煮 20 分钟，即可饮用。

功效：滋阴养血。

注意：胃部胀满、不喜饮水、痰多、苔厚腻等痰湿体质的患者忌用或禁用。

（3）莲子银杏百合粥。

组成：莲子（去心）15 克，银杏 30 克，百合 15 克，白米适量。

做法：将材料洗净，加入适量清水，煮成粥状即可。

功效：调养心肺。

（4）黄芪首乌乌鸡汤。

组成：黄芪 30 克，何首乌 30 克，乌鸡半只。

做法：将乌鸡洗净切块，与黄芪、何首乌一起放入砂锅内共炖，饮汤食肉。

功效：益气养血，适用于气血不足者。

4.3 推拿按摩

（1）按压劳宫穴。

定位：位于手掌心，第 2、第 3 掌骨之间并偏于第 3 掌骨，握拳屈指时中指尖处。

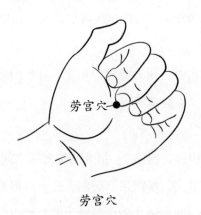

劳宫穴

操作方法：双手交替按压穴位 50 ~ 100 次，每天 2 次，以感觉微微酸痛为佳。

功效：清心热，泻肝火。

（2）按揉极泉穴。

定位：位于腋窝顶点，腋动脉搏动处（腋窝最深处）。

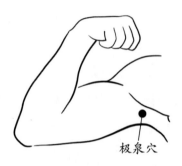

极泉穴

操作方法：正坐，手平伸，举掌向上，屈肘，掌心向着自己的头部；用一只手的中指指尖按压另一侧腋窝正中的凹陷处，有特别酸痛的感觉；用同样的方法按压另一侧的穴位；每天早晚各按 1 次，每次揉 1 ~ 3 分钟。

功效：养心调神。

注意：按压极泉穴时，用力要均匀和缓。开始时可适当轻缓，然后慢慢加大力量，以手臂上产生酸麻感为佳。

（3）按压至阳穴。

定位：在背脊正中线，当第 7、第 8 胸椎棘突之间凹陷处，属于督脉。

简易定位方法：低头，暴露颈部后侧，此时可以看到或者摸到颈部明显的隆起处，质地坚硬，此为第 7 颈椎棘突。顺脊椎方向，由第 7 颈椎棘突向下数 7 个棘突为第 7 胸椎，以此类推。

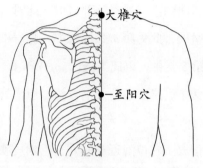

至阳穴

操作方法：患者取坐位，左手扶患者躯干，右手拇指压入第7、第8胸椎棘突之间凹陷处，若患者背部肌肉较厚，可以用扣压的方法。每次3～5分钟，休息片刻再按压1～2次。

功效：疏通经络气血，调节脏腑功能。

4.4　艾灸心俞穴

定位：俯伏位，在背部第5胸椎棘突下、正中线旁开1.5寸（即食指与中指并拢，以中指第二节横纹处为准，2指宽度约1.5寸）处。

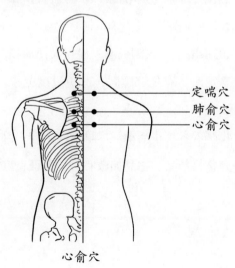

心俞穴

简易定位方法：屈曲颈部，暴露颈部后侧，此时可以看到或者摸到颈部明显的隆起处，质地坚硬，此为第 7 颈椎棘突。顺脊椎方向，由第 7 颈椎棘突向下数 5 个棘突为第 5 胸椎，以此类推。

操作方法：点燃艾条后悬于心俞穴上方约 2 厘米处回旋，以皮肤感觉微热为宜，灸 5 ~ 10 分钟。

注意：可以将拇指放于穴位附近皮肤处，感觉皮肤温度过热时将艾条拿远，避免烫伤皮肤。

4.5 日常调护

（1）室内空气宜新鲜，要及时通风，保持整洁、安静、温度和湿度适宜，注意保暖，预防感冒。

（2）适宜运动。运动量宜由小到大，可选择快步步行、太空漫步机、骑脚踏车、跑步机慢跑等锻炼方式，运动持续时间约 20 分钟，每周约 5 次。在运动中出现以下情况时要立即停止运动：心脏不适，气短，心率超过 120 次 / 分。运动后不宜立即洗澡，以防血管扩张而出现头晕、恶心等。

（3）饮食宜少量多餐，忌饱食、刺激性食物，多吃蔬菜、水果、低脂食物；限制钠（盐）的摄取量。戒烟戒酒。保持大便通畅。

（4）作息定时，有足够睡眠，避免过度劳累，保持心境平静，避免过度紧张和急躁。

（5）症状严重者禁止活动，尽早就医治疗，卧床休息，减少探视。

（6）备齐急救药品、物品如救心丹，保证良好的应急状态。

5 高血压病

高血压病在临床上以原发性血压增高为表现，以头晕、眼花为主症，或伴有恶心、呕吐、汗出、面色苍白、头痛等症状。严重者可突然仆倒。有眩晕、头痛等类似症状者可参考本部分辨证论治。

健康血压：收缩压小于 120 毫米汞柱，舒张压小于 80 毫米汞柱。

高血压：在休息状态，未服降压药的情况下，收缩压高于 140 毫米汞柱和（或者）舒张压持续高于 90 毫米汞柱。

5.1 日常监测血压是保健关键

通常建议家里常备自动测量血压计，有条件者建议每天早、中、晚各测量血压 1 次并做好记录，方便持续观察血压波动状况，有利于及时了解病情和医师用药。测量时要保持安静状态 5 分钟以上，取坐位，以测量上臂血压为准，测量其他部位血压的要注明。血压计应该放在与心脏水平的位置。最好重复 2 ~ 3 次，以稳定读数为准。

5.2 降压目标

降压目标是将血压恢复至 140/90 毫米汞柱以下，但糖尿病患者应该将血压控制在 130/85 毫米汞柱以下，老年人至少应该将血压控制在 140/90 毫米汞柱以下，其他疾病患者的降压目标由专科医师根据患者的具体情况确定。

5.3 居家常备药物

高血压病常用眩晕康、脑脉Ⅰ号、松龄血脉康胶囊、强力定眩片、心脉通片等中成药调理。但中医讲求辨证施治，患者应先咨询医师再运用中成药来治疗。

5.4 食疗推荐

（1）大枣山楂鬼针草茶。

组成：大枣 6 枚，山楂 10 克，鬼针草 6 克。

做法：大枣先炒至有香味，再与山楂、鬼针草一起水煎或以开水冲泡，当茶饮。

功效：活血化瘀，适用于痰瘀互结日久的高血压保健。

备注：此方曾在《中国中医药报》2005 年 8 月 22 日第 8 版《民间治疗高血压的偏方》中被刊出。收入人民卫生出版社出版的《邓铁涛审定中医简便廉验治法》一书。

（2）决明子菊花茶。

组成：决明子 10 克，菊花 10 克，枸杞子 10 克。

做法：以上材料水煎 10 分钟，代茶饮用。

功效：疏肝降压，适用于日常保健。

（3）山楂大枣茶。

组成：大枣 10 克，山楂 5 克。

做法：以上材料水煎 15 分钟，代茶饮用。

功效：调脂降压，适用于高血压伴高脂血症者，有胃病者慎用。

（4）菊花钩藤饮。

组成：菊花 15 克，钩藤 15 克，玉米须 15 克。

做法：以上材料用沸水冲泡，代茶饮用。

功效：疏肝降压，适用于高血压伴头晕目眩、胀痛者。

（5）决明子粥。

组成：决明子 20 克，何首乌 20 克，大米适量。

做法：先将决明子在干净锅内炒至微香，取出，加入何首乌共煮后隔渣，用汁液与大米同煮即可。

功效：疏肝明目，适用于老年高血压、高血脂及习惯性便秘患者。

（6）玉米芹菜粥。

组成：玉米粒 100 克，瘦肉 30 克，芹菜 50 克，大米适量。

做法：芹菜切成末备用，玉米粒、瘦肉加大米同煮成粥，关火前加入芹菜末 50 克再煮 2 分钟左右，调味即可。

功效：降压、调脂。

（7）夏枯草荸荠瘦肉汤。

组成：夏枯草 15 克，荸荠、瘦肉适量。

做法：夏枯草用布袋包着，与荸荠、瘦肉一起放入汤锅中煮 1 小时。

功效：清热、滋阴、降压，适用于高血压烦热、手足心发热、口干咽燥者。

5.5 推拿按摩

（1）按摩太冲穴。

定位：足背侧，第一、第二跖骨结合部之前凹陷处。

操作方法：每次按压穴位 50 ~ 100 次，每天 2 ~ 3 次，以感觉微微酸痛为佳。

功效：疏肝降压。

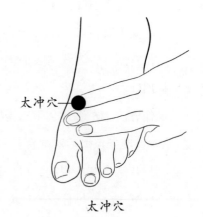

太冲穴

（2）按揉合谷穴。

定位：在第一、第二掌骨之间，拇指、食指张开，以另一手的拇指关节横纹放在虎口上，虎口与第一、第二掌骨结合部连线的中点即该穴。

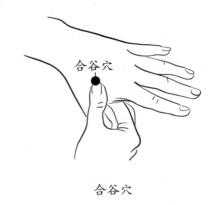

合谷穴

操作方法：用拇指按揉，以感觉酸胀为度，按揉 1 ~ 2 分钟，两手交替。

功效：疏经通络。

（3）按揉列缺穴。

定位：在前臂桡侧缘，桡骨茎突上方，腕横纹上 1.5 寸处，当肱桡肌与拇长展肌腱之间。（见第 62 页图）

简单取穴：两手虎口自然交叉，一手食指按在另一手的桡骨茎突上，当食指尖到达之凹陷处取穴。

操作方法：用拇指在该穴位环形按揉，持续 5 分钟左右。

功效：降压消肿。

5.6 艾灸百会穴

定位：两耳尖连线与头部正中线相交于头顶处。

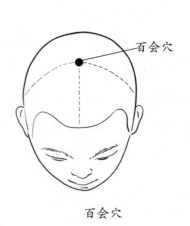

百会穴

操作方法：左手食、中二指拨开头发，右手持艾条点燃后对准百会穴熏灸，感觉到灼热后将艾条提起，再接近，再提起，反复多次，每日或隔日灸 1 次。

功效：安神、降压。

5.7 邓老沐足方

组成：怀牛膝 30 克，川芎 30 克，天麻 10 克，钩藤 10 克，夏枯草 10 克，吴茱萸 10 克，肉桂 10 克。

操作方法：将以上药物装入纱布袋，放入锅中并加适量水煎煮 45 分钟，取药汁自然冷却到合适温度，一般沐足的水温以 35 ~ 45℃为宜。双脚放入水中，水面在膝关节以下，高于足三里穴位置。每天沐足 30 ~ 40 分钟。

注意：

①药渣可以再用一次。

②糖尿病足、下肢皮肤破损或有皮疹者，需要慎用，水温不宜过高，以免烫伤。

③沐足过程中感觉头晕、大汗淋漓、心慌心悸者，立即停止沐足，可以喝温盐水，卧床休息。

功效：养肝补肾，通络降压。

5.8 日常调护

（1）高血压患者应该控制钠盐摄入量，每天的钠盐摄入量应控制在 6 克以内，一般来说，北方地区人们可以将每人每日平均钠盐摄入量控制在 8 克，再逐步降至 6 克，南方地区人们可以控制在 6 克以下。

（2）控制体重，增加运动量，限酒戒烟。一般而言，男性每日摄入酒精应少于 30 克，女性应少于 20 克，孕妇不宜饮酒。

（3）洗澡水温不宜过热或过凉，洗澡时间不宜过长。晚睡前温水泡脚，并按摩双脚及双腿，促进血液循环。

（4）早上醒后，不急于起床，先在床上仰卧，活动四肢及颈部，再慢慢下床活动，减轻血压波动。晨起洗漱后喝一杯温开水，既可稀释血液，降低血压，又可冲洗胃肠。

（5）大便要用坐姿，不要蹲，切勿过于用力，便秘者须多吃纤维素食，必要时可用缓泻药，耐心排便。

（6）调节压力，保持积极的生活态度和平和的心态，勿激动和劳累。

（7）坚持规律服药，不要擅自调整药物，控制好血压。

6 胸痹心痛（冠心病）

胸痹心痛以膻中或左胸部发作性憋闷、疼痛为主症，常伴有心悸、气短、呼吸不畅、喘促、冷汗自出等症状。疼痛可表现为隐痛、胀痛、刺痛、绞痛，并可窜及肩背、前臂、胃脘等部位。中医称之为"真心疼""厥心痛""胸痹"等。西医学中的慢性心肌缺血综合征（隐匿性冠心病、稳定型心绞痛、缺血性心肌病等）等可参考本部分进行辨证论治。

6.1 如何自测

在安静的状态下总感到胸闷、胸堵或心悸，胸中突然停一下，或在上楼3～5层后心跳气喘达半小时左右，有时还可能出现停跳，这些症状常是心脏功能不佳的最早表现，应及时到医院检查。

6.2 居家常备药物

心绞痛患者随时可能发生疼痛，应该随身常备硝酸甘油或硝酸异山梨酯（消心痛）。心绞痛发作时，舌下含服硝酸甘油0.3～0.6毫克，或者硝酸异山梨酯2.5～5毫克，一般2～3分钟见效。同时注意及时就医。

胸痹心痛常用速效救心丸、麝香保心丸、补心气口服液、通心络胶囊、复方丹参滴丸、苏合香丸、冠心苏合香丸、开心片、心脉Ⅰ号、心脉Ⅱ号、银杏叶胶囊、心可舒胶囊、血府逐瘀颗粒、心灵丸等药物。但中医讲求辨证施治，患者应先咨询医师再运用中成药来治疗。

6.3　食疗推荐

（1）洋参三七茶。

组成：西洋参粉 3 克，三七粉 1 克，延胡索粉 1 克。

做法：将以上材料放入茶杯中，早晚用温开水冲泡服用，每天 1~2 次。

功效：活血化瘀，清热益气。

（2）丹参山楂茶。

组成：丹参 10 克，山楂 10 克，三七 5 克，川芎 5 克。

做法：将以上材料放入茶杯中，早晚用温开水冲泡服用，每天 1~2 次。

功效：活血化瘀，通经活络。

6.4　推拿按摩

（1）按揉内关穴。

定位：伸臂仰掌，在掌后第一横纹正中直上 2 寸（约 3 横指），当掌长肌腱与桡侧腕屈肌腱之间处取穴。

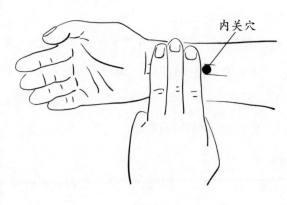

内关穴

简单取穴：握拳，手臂内侧可见两条青筋突起，这两条青筋之间、腕横纹上 3 横指处即该穴。

操作方法：每次用拇指按压穴位 50 ~ 100 次，每天 2 次。

功效：宁心安神，理气止痛。

（2）按压天池穴。

定位：在胸部，当第 4 肋间隙，乳头外 1 寸，前正中线旁开 5 寸。

操作方法：配内关穴，交替用拇指按压各 50 次，每天 2 次。

功效：缓解心烦、胸闷、胸痛。

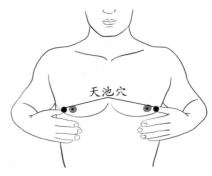

天池穴

（3）按压至阳穴。

定位：在背脊正中线，当第 7、第 8 胸椎棘突之间凹陷处，属于督脉。（见第 71 页图）

简单取穴：低头，暴露颈部后侧，此时可以看到或者摸到颈部明显的隆起处，质地坚硬，此为第 7 颈椎棘突。顺脊椎方向，由第 7 颈椎棘突向下数 7 个棘突为第 7 胸椎，以此类推。

操作方法：患者取坐位，左手扶患者躯干，右手拇指压入第 7、第 8 胸椎棘突之间凹陷处，若患者背部肌肉较厚，可以用扣压的方法。每次 3 ~ 5 分钟，休息片刻再按压 1 ~ 2 次。

功效：疏通经络气血，调节脏腑功能。

6.5 日常调护

（1）保持心情愉悦，避免长期精神紧张、劳碌。平时性情急躁易怒的人要注意控制情绪。

（2）实行健康均衡饮食，减少进食含高饱和脂肪酸、反式脂肪酸或高胆固醇的食物，维持健康体重。

（3）白天饮水量要充足，否则会使夜间血液黏度更高，形成血栓。

（4）适当运动。冠心病患者运动时心率宜维持在 100～110 次 / 分，运动持续时间以 20～30 分钟为宜，每周运动 3～4 次，快步行、打乒乓球、游泳等都是不错的选择。

（5）不吸烟，少喝酒。

7　中风

以突然昏仆、不省人事、半身不遂、口舌㖞斜，或仅仅以半身不遂、口舌㖞斜、言语不利、偏身麻木为主要表现的病证，中医称为"中风"。该病多见于中老年人，四季都可以发病，但冬春季高发。西医学中多属于脑血管疾病，如脑梗死、脑出血等。

7.1　高危人群

（1）高血压、动脉硬化、高脂血症、糖尿病和各种心脏病患者。

（2）吸烟、嗜酒人群。

（3）有家族遗传病史者。

7.2　以预防为主

（1）控制血压、血糖及血脂，日常监测血压、血糖。

（2）定期进行健康检查，重点检查血压、血脂、血糖及做颈动静脉彩超、心脏彩超、经颅多普勒、颅脑 CT 或 MR（磁共振）等检查。

（3）改正不良生活习惯，戒烟戒酒，均衡饮食，加强锻炼。

（4）家属做好劝导监督工作，劝说患者坚持治疗服药。

（5）避免忧思焦虑及剧烈情绪波动。

7.3 居家常备药物

安宫牛黄丸清热解毒、镇惊开窍，适合热闭神昏患者急救使用，若患者症状见突然昏倒、半身不遂、口舌㖞斜、面红目赤、肢体强痉，则多为热闭中风，可以用开水化开药丸后，用棉签蘸药液点患者舌中。同时，家属需要立即拨打"120"送医院治疗。

注意：安宫牛黄丸不适合寒闭神昏中风患者，且安宫牛黄丸不建议用于日常保健服用，因为该药物组成中含有朱砂等有毒成分，久服会造成肝肾损害。

7.4 食疗推荐

（1）归芎黄芪茶。

组成：红花 15 克，赤芍 15 克，当归 15 克，川芎 10 克，黄芪 10 克。

做法：以上材料开水煎煮 20 分钟后当茶饮用。

功效：益气、活血、化瘀。

（2）黄芪大枣粥。

组成：黄芪 15 克，生姜 15 克，桂枝 10 克，白芍 10 克，大枣 15 克，大米适量。

做法：黄芪、生姜、桂枝、白芍加水煎煮 20 分钟后去渣取汁。大枣与大米煮成粥，将药汁倒入粥中调匀即可。

功效：益气和血，治疗中风后遗症。

7.5 推拿按摩

以预防为主，以疏通经络、调和气血为原则，以大肠经、胃经的俞穴为主，辅助以膀胱经俞穴，用于日常按摩。对于中风后遗症患者，以患侧颜面部、背部、肢体为重点按摩部位。

（1）按揉风池穴。

定位：后颈部，后头骨下，两条大筋外缘两旁凹陷处，与耳垂平行。

操作方法：

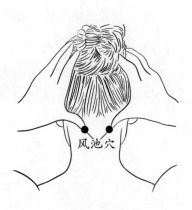

风池穴

①患者自我按摩方法：正坐，举臂抬肘，肘约与肩同高，屈肘向头，双手置于耳后，掌心向内，指尖朝上，四指轻扶头两侧，拇指指腹按摩穴位，持续5分钟。

②家属协助按摩方法：微低头，家属两手中指、食指按揉头后两侧风池穴，持续5分钟。

功效：提神醒脑，舒缓颈部紧张。

（2）按揉手三里穴。

定位：在前臂背面桡侧，在阳溪穴与曲池穴连线上，肘横纹下2寸。

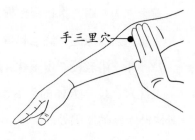

手三里穴

简单取穴：屈肘成直角时，肘外侧面明显突出处（肱骨外上髁）下3寸。

操作方法：拇指按揉该穴位1~2分钟。

功效：疏通经络，强身保健。

（3）按揉合谷穴。

定位：拇指、食指张开，以另一手的拇指关节横纹放在虎口上，虎口与第一、第二掌骨结合部连线的中点即该穴。（见第76页图）

操作方法：拇指向下按压，按揉该穴位1～2分钟。

功效：疏通头面经络，疏风解表，理气活血。

（4）按揉足三里穴。

定位：正坐屈膝位，外膝眼直下3寸、距离胫骨前嵴1横指处是该穴。

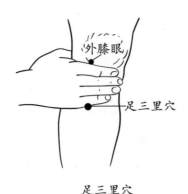

足三里穴

简单取穴：取坐位，用右手掌心按准右腿膝盖顶部，五指朝下，中指顶端向外1指的位置。

操作方法：用拇指指腹按揉穴位，以感觉酸胀为度，按揉3～5分钟。

功效：强壮保健，健运脾胃。

7.6 邓铁涛教授"击玉枕、敲五经，醒脑利窍"

玉枕穴：位于人体的头后部，当后发际正中直上2.5寸，旁开1.3寸平枕外隆凸上缘的凹陷处。

天柱穴：位于后发际正中旁开1.3寸处，颈部的一块突起肌肉（斜方肌）外侧凹处，后发际正中旁开约2厘米处即是此穴。

操作要领：击枕处，即双手五指微屈，用食指、中指和无名指轻击后枕部，在玉枕穴和天柱穴之间来回，左右手交替约 50 次。点督脉，敲五经，即双手五指微屈，以五指指尖轻轻敲打头部经络，从额部向枕后反复约 1 分钟。（见第 50 页图）

功效：醒脑开窍。

7.7 日常调护

（1）中老年人若反复出现头晕、肢体麻木，这有可能是中风先兆，需要及早到医院检查诊治，防止中风发生。

（2）中风早期多进行肢体按摩，协助患肢运动。对于中风出现言语不清或失语者，应鼓励及引导其进行语言训练。全程需要耐心、循序渐进。

（3）避免中风复发，应定期体检及专科复诊。适量运动，避免精神刺激，多吃新鲜蔬菜、水果，保持大便通畅；避免情志刺激。

8 便秘

便秘是一种大便干结，排便周期延长，或周期不长，但粪质干结、排出困难，或粪质不硬，虽有便意，但排出不畅的病证。相当于西医学中的功能性便秘、便秘型肠易激综合征，以及肠炎恢复期、内分泌及代谢性疾病的便秘等。

8.1 居家常备药物

可以根据症状使用开塞露，或者服用双歧杆菌三联活菌散、苁蓉通便口服液、通便灵、麻仁软胶囊、四磨汤等。

8.2 食疗推荐

（1）番泻叶茶。

组成：番泻叶 10 克。

做法：将番泻叶倒入茶杯中，加入开水，加盖焖 5 分钟后服用。

功效：泻热导滞，润肠通便，适用于腹胀、口干口臭、小便黄、胃肠积热型便秘者。

（2）麻仁紫苏粥。

组成：火麻仁 15 克，紫苏子 15 克，大米适量。

做法：将以上药物研碎，加水煎煮后滤渣取汁，与大米一起煮成粥。

功效：润肠通便，行气宽中。

（3）决明子茶。

组成：决明子 30 克。

做法：决明子煮水，代茶饮用。每日 1 ～ 2 次。

功效：润肠、清肝、明目，可以治疗热性便秘和津枯肠燥的习惯性便秘。

8.3 推拿按摩

（1）按揉足三里穴。

定位：正坐屈膝位，外膝眼直下 3 寸、距离胫骨前崤 1 横指处是该穴。（见第 84 页图）

简单取穴：取坐位，用右手掌心按准右腿膝盖顶部，五指朝下，中指顶端向外 1 指的位置。

操作方法：用拇指指腹按揉穴位，以感觉酸胀为度，按揉 3 ～ 5 分钟。

功效：强壮保健，健运脾胃。

（2）点压天枢穴。

定位：在腹中部，脐中旁开 2 寸（3 横指宽度）。

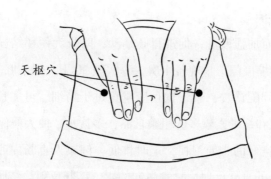

天枢穴

简单取穴：脐中旁开3横指。

操作方法：用双手拇指点压，以压到酸胀为度，停顿3~5秒，松手，继续下次点压，重复10~15次。

功效：健脾化湿。

（3）按摩腹部。

顺时针摩腹，按左上腹—脐—小腹—右上腹—左上腹—左下腹顺序；推按降结肠，若在左下腹部摸到粪块，可向下方用力推按，以能听到肠鸣音为最佳；直擦腰骶，在腰骶部做上下的快速擦动，以温阳助运，促进粪块排出。顺时针、逆时针摩腹各36次，力度适中，有助于胃肠运动。

（4）按摩耳穴。

主穴：便秘点。

定位：在三角窝下缘，对耳轮下脚中段上缘。

操作方法：将王不留行籽贴于便秘点上，用胶布固定，每穴用拇指、食指对捏，以中等力量和速度按压40次，使耳郭轻度发热、发痛。每日自行按压3~5次，每次5分钟，以产生酸麻胀痛感为宜。

疗程：两耳穴交替贴压，3天一换，10天为1个疗程。

8.4 日常调护

（1）一方面加强锻炼，促进胃肠蠕动，防止大便秘结；另一方面可以有意识地向上收缩肛门，早晚各1次，每次做30下，锻炼肛门括约肌。

（2）合理调配饮食：日常饮食应避免过于精细，可多食蔬菜、瓜果、豆类等含维生素和纤维素较多的粗粮食品，多饮水，使大便保持润滑通畅。

（3）养成良好的排便习惯：定时排便。健康人直肠内通常没有粪便，随早晨起床引起的直立反射，早餐引起的胃、结肠反射，结肠可产生强烈的"集团蠕动"，将粪便推入直肠，直肠内粪便蓄积到一定量，便产生便意。所以最好能养成每天早晨定时排便的习惯。

（4）戒除不良习惯：当有便意时不要忍着不去大便，因为久忍大便可以抑制生理反射，逐渐引起习惯性便秘；排便时蹲厕时间过长，或看报纸，或过分用力，都是不良的排便习惯，应予以纠正。

（5）在生活中可以坚持每天做2～3次腹式呼吸。可以在早起后及晚睡前各做1次，每次5～20分钟。也可仰卧在床上将情绪调整好，除去杂念、意守丹田做深呼吸。吸气时凸肚子。尽可能地向上凸，动作要慢，时间要长。呼气时肚子向内凹，也要动作慢、时间长。刚开始时每分钟呼气8～10次，逐渐地递减到每分钟4～5次。

（6）可以在早上先做腹式呼吸，再做腹部按摩，而晚上先按摩后做腹式呼吸，仰卧、坐姿都可以。

9 胃痛

胃痛是以上腹部胃脘部反复疼痛为主要表现的病证，它与饮食、日常生活习惯密切相关，通过中医预防保健方法可以起到很好的防治作用。西医学中的急性胃炎、慢性胃炎、消化性溃疡、胃神经症、胃癌等都可以引起胃痛。

9.1 居家常备药物

根据引起胃痛的原因可以服用多潘立酮片、铝碳酸镁咀嚼片、奥美拉唑肠溶胶囊、硫糖铝等，或者中成药如香砂养胃丸、附子理中丸、保济丸等。

9.2 食疗推荐

（1）胡椒葱汤。

组成：胡椒粉1克，葱白5克，生姜10克。

做法：先烧开水，下生姜、葱白，煮沸而成姜葱汤。用热姜葱汤送服胡椒粉，或将胡椒粉放入姜葱汤中即成。

功效：暖胃行气止痛，适用于胃寒痛症。胃热痛者忌服。

（2）牛奶姜汁。

组成：牛奶150毫升，姜汁1汤匙，白糖适量。

做法：将牛奶、姜汁加白糖，放入瓦盅内，隔水炖服，每日2次。

功效：温中散寒，缓急止痛，适用于胃痛、喜热喜按者。

（3）红糖姜茶。

组成：生姜15克，红糖适量。

做法：将生姜洗净拍扁，加水煎煮15分钟，再放入红糖煎煮5分钟。

功效：温中散寒，和胃止呕，适用于胃寒型胃痛者。

（4）佛手青皮蜂蜜茶。

组成：佛手15克，青皮10克，蜂蜜适量。

做法：佛手、青皮加开水浸泡，待水变凉后加入蜂蜜调味。

功效：疏肝理气，和胃止痛，适用于肝胃不和的胃痛，症见胃痛，并伴有两胁疼痛、嗳气、烦躁或闷闷不乐者。

（5）玉竹粥。

组成：玉竹 20 克，大米适量，冰糖适量。

做法：将玉竹与大米一起加水煮成粥，加入冰糖调味。

功效：养阴润燥，清热除烦，适用于胃阴不足胃痛，症见胃部隐隐疼痛、口干、心烦、大便干者。

9.3 推拿按摩

（1）按揉足三里穴。

定位：正坐屈膝位，外膝眼直下 3 寸、距离胫骨前嵴 1 横指处是该穴。（见第 84 页图）

简单取穴：取坐位，用右手掌心按准右腿膝盖顶部，五指朝下，中指顶端向外 1 指的位置。

操作方法：用拇指指腹按揉穴位，以感觉酸胀为度，按揉 3 ~ 5 分钟。

功效：强壮保健，健运脾胃。

（2）点按揉肩井穴。

定位：在大椎穴与肩峰端连线的中点上，即乳头正上方与肩线交接处。

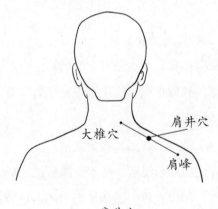

肩井穴

操作方法：取仰卧位或者坐卧位，一手拇指点、按、揉患者肩井穴，力度由轻至重，另一手用掌心在胃脘部顺时针打圈，轻按推揉。双侧肩井穴交替按压 15 分钟，腹部按揉 15 分钟。

功效：疏肝利胆，顺降胃气。可以缓解肝气郁结，肝胃不和的急性胃痉挛疼痛。

（3）按摩腹部。

操作方法：每当饭后 30 分钟，或卧或坐，用手揉腹。先将双手搓热，分别以左、右手沿顺时针或逆时针方向按揉上腹部，各做 30 次左右。

功效：可增强胃肠功能，帮助胃肠运动。

9.4 艾灸中脘穴

定位：腹部正中线，肚脐上 4 寸，即患者第 2 至第 5 个手指并拢，以中指中节横纹为标准，4 个手指的宽度为 3 寸，再加 1 拇指宽度。

简单取穴：胸骨下端与肚脐连线中点。

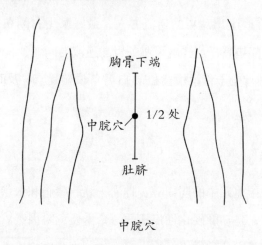

中脘穴

操作方法：取俯卧位或坐位，家属将艾条点燃后放于中脘穴上方，在距离皮肤 2 ~ 3 厘米处进行艾灸，以局部有温热感而无灼痛感为宜，一般每次灸 10 ~ 15 分钟，以局部潮红为度。隔天 1 次。

功效：和胃缓急，温中散寒。可以作为胃寒型胃痛或慢性胃炎患者日常保健。

9.5 鼓漱

操作方法：闭口，用舌沿牙齿边缘左右搅动各 24 次，然后闭口鼓腮，做漱口动作，待口中津液充满时，分 3 口慢慢下咽。日常坚持练习。

功效：益胃消食，增强胃肠功能。

9.6 日常调护

（1）饮食有节，防止暴饮暴食，宜食易消化的食物，忌生冷、粗硬、酸辣等刺激性食物。

（2）尽量避免烦恼、忧虑，保持心情愉悦。

（3）胃痛的时候，尽量穿舒适宽松的衣服，以避免腹部受压。

（4）经常在晚上出现胃酸逆流的人，最好采用右侧在上、左侧在下的睡姿，同时把头部垫高，这样就可避免胃酸逆流的问题。

（5）定期进行电子胃镜检查和碳 13 呼气试验检查，及时掌握胃部情况。

10 高脂血症

高脂血症是指血浆中的胆固醇、甘油三酯、磷脂和未脂化的脂酸等血脂成分增高的疾病，是动脉硬化性疾病的一个重要危险因素。随着人们生活水平提高、交通工具发达和饮食结构发生变化，高脂血症已不容忽视，其早期诊断、及时干预非常重要。对于饮食肥腻、嗜酒、运动不足导致的脂肪肝，也可以参考以下方法进行日常保健。

10.1 居家常备药物

日常可以根据实际情况使用丹田降脂丸、血脂康胶囊等中成药治疗。血脂过高者、中度以上脂肪肝患者，建议根据专科医师意见，使用中西药物治疗。

10.2 食疗推荐

（1）山楂陈皮茶。

组成：鲜山楂30克，陈皮15克，红糖20克。

方法：先将鲜山楂洗净切碎，与洗净切碎的陈皮一同放入纱布袋中，扎口放入砂锅，加足量清水，中火煎煮40分钟，取出药袋，滤尽药汁，调入红糖，拌和均匀即成。早晚2次分服。

功效：活血化瘀，疏肝健脾，适用于中老年脾虚湿盛者、气血瘀滞型高脂血症患者和脂肪肝患者。

（2）山楂香菇粥。

组成：山楂15克，香菇10克，粳米50克，砂糖适量。

方法：将山楂、香菇加温水浸泡，水煎去渣，取浓汁，再加适量水与粳米、砂糖煮成粥，分早晚服食。

功效：健脾消积，一般人都适合食用。

（3）山楂荷叶乳。

组成：山楂5克，荷叶2克，竹茹3克，陈皮5克，牛乳250毫升。

方法：将山楂、荷叶、竹茹、陈皮加500毫升水煎煮后浓缩成50毫升，放冷后加入牛乳，搅拌均匀即可饮用。

功效：健脾祛湿化痰，适用于痰湿型形体肥胖者。

（4）降脂减肥茶。

组成：干荷叶 60 克，生山楂 10 克，生薏苡仁 10 克，花生叶 15 克，陈皮 5 克，茶叶末 60 克。

方法：将以上各物研细为末，装入可渗透的纸袋中，按每袋 5 克装成袋泡茶。每日早、中、晚各 1 袋，用沸水冲泡，加盖闷 5 分钟后，代茶饮用。

功效：健脾、化痰、消积，适用于痰湿型高脂血症、肥胖和脂肪肝者。

10.3 推拿按摩

（1）按摩腹部：双手相叠，以肚脐为圆心，紧压腹部，慢慢摩动腹部，以每分钟 30 次左右的频率进行，以腹内有热感为宜，沿顺时针、逆时针共做 3 分钟左右。

（2）按揉中脘穴。

定位：腹部正中线，肚脐上 4 寸，即患者第 2 至第 5 个手指并拢，以中指中节横纹为标准，4 个手指的宽度为 3 寸，再加 1 拇指宽度。（见第 91 页图）

简单取穴：胸骨下端与肚脐连线中点。

操作方法：拇指环形按揉该穴 2 ~ 3 分钟。

功效：健运脾胃。

（3）点压天枢穴。

定位：在腹中部，脐中旁开 2 寸（3 横指宽度）。（见第 87 页图）

简单取穴：脐中旁开 3 横指。

操作方法：用双手拇指点压，以压到酸胀为度，停顿 3 ~ 5 秒，松手，继续下次点压，重复 10 ~ 15 次。

功效：健脾化湿。

（4）按揉足三里穴。

定位：正坐屈膝位，外膝眼直下 3 寸、距离胫骨前嵴 1 横指处是该穴。

（见第 84 页图）

简单取穴：取坐位，用右手掌心按准右腿膝盖顶部，五指朝下，中指顶端向外 1 指的位置。

操作方法：用拇指指腹按揉穴位，以感觉酸胀为度，按揉 3 ~ 5 分钟。

功效：强壮保健，健运脾胃。

（5）按揉三阴交穴。

定位：内踝尖上 3 寸（4 指宽度），胫骨后缘靠近骨边凹陷处。

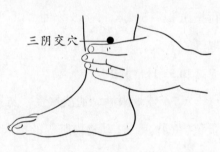

操作方法：用拇指指腹按揉穴位，以感觉酸胀为度，按揉 2 ~ 3 分钟。

功效：健脾益血，调补肝肾。

三阴交穴

（6）按揉血海穴。

定位：屈膝，在大腿内侧，髌底内侧端上 2 寸，当股四头肌内侧隆起处。

简单取穴：坐在椅子上，将腿绷直，在膝盖内侧会出现一个凹陷的地方，在凹陷的上方有一块隆起的肌肉，肌肉的顶端为该穴。

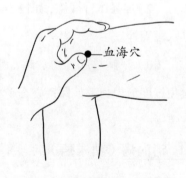

操作方法：用拇指指腹按揉穴位，以感觉酸胀为度，按揉 2 ~ 3 分钟。

功效：运化脾血，活血化瘀。

血海穴

（7）擦腰背。

操作方法：两手握拳，用力上下按摩腰背部位，每次2分钟左右。

功效：健脾养肾，调畅气血。

10.4　按摩耳穴

取穴：脾、肝、肾、交感、三焦、大肠、神门、内分泌。

操作方法：将王不留行籽贴于耳穴上，用胶布固定，每穴用拇指、食指对捏，以中等力量和速度按压40次，使耳郭轻度发热、发痛。每日自行按压3～5次，每次5分钟，以产生酸麻胀痛感为宜。左右耳交替，各取5～6穴，3～4天1次。

10.5　日常调护

（1）戒烟限酒，清淡饮食，勿暴饮暴食，限制高胆固醇食物如肥肉、蛋黄、鱼子、蟹黄、动物内脏等的摄入量，宜食用植物油，经常摄取新鲜蔬菜、水果、豆制品等，多食洋葱、玉米、糙米、木耳、黄瓜、香菇、海带、茶、醋等。

（2）加强体育锻炼，如快步走、慢跑、游泳、跳绳、打太极拳、练健身操、打八段锦等。

（3）早睡早起，勿贪睡，生活作息规律，保持大便通畅，调畅情志，避免过度情志刺激，保持心态平和。

11　消渴病（糖尿病）

消渴病是以多饮、多食、多尿、乏力、形体消瘦，或尿有甜味为主要临床表现的一种疾病。大致与现代医学中的糖尿病发病特点一致，故糖尿病可参考本部分进行防治。

11.1 糖尿病的高危人群

年龄在 40 岁以上者。

有糖尿病家族史、肥胖、血糖曾出现增高或尿糖曾出现阳性者。

有巨大胎儿分娩史者。

有超重、高血糖、高血压、高血脂、高血尿酸、高血液黏稠度、高胰岛素血症等问题者。

11.2 需要定期监测血糖及预防并发症

高危人群建议每年定期进行健康体检，糖尿病患者日常每天监测血糖情况。要根据医师指导坚持用药，控制血糖、血压和血脂情况；戒烟；补充维生素；避免烫伤，注意皮肤损伤的及时处理。

11.3 居家常备药物

居家可以根据症状及医师指导服用六味地黄丸、金匮肾气丸、消渴丸、参芪降糖颗粒、知柏地黄丸等辅助治疗。

11.4 食疗推荐

（1）五汁饮。

组成：鲜莲藕 100 克，麦冬 50 克，生地黄 30 克，雪梨 1 个，生荸荠 100 克。

做法：麦冬、生地黄加水煎煮留汁，鲜莲藕洗净去皮后切块，雪梨和生荸荠洗净去皮后切块。将鲜莲藕、雪梨和生荸荠放入榨汁机榨汁。将药汁和以上果汁各等分和匀，凉服或温服均可。

功效：清热生津，养胃止渴。轻型糖尿病患者可以适量饮用，重型糖尿病患者宜少量饮用。

（2）生脉茶。

组成：太子参 30 克，麦冬 15 克，五味子 6 克。

做法：将以上材料放入砂锅中加水煎煮 1 小时，去渣留汤当茶饮。

功效：益气生津，敛阴止汗。

（3）沙参二冬茶。

组成：沙参 15 克，麦冬 15 克，天冬 15 克，石斛 10 克，普洱茶 30 克。

做法：将上述药物洗净，装入纱布袋内，与茶叶一同放入茶壶内，加适量清水煎煮 30 分钟。

功效：滋阴润肺，清热生津，适用于各型消渴病患者调理饮用。

（4）山药煮南瓜。

组成：山药 20 克，南瓜 150 克，调味料适量。

做法：将南瓜洗净，切成条状，山药洗净切片。把砂锅置大火上烧热，放入植物油烧至六成热时，加山药、南瓜、盐微炒，再加适量清水，用大火烧沸、文火炖煮 20 分钟，加入调味料即成。

功效：益气、止消，适用于各型消渴病患者夏季食用。

（5）清炖南瓜。

组成：小南瓜 500 克。

做法：将小南瓜洗净，放入碗内隔水炖熟。早晚空腹服用。

功效：健脾益气，生津止渴，适用于各型糖尿病患者食用。

（6）沙参黄精炖老鸭。

组成：沙参 10 克，黄精 10 克，麦冬 15 克，老鸭 500 克，姜适量。

做法：将老鸭宰杀后去毛及内脏，洗净后与沙参、黄精、麦冬、姜一同放入炖锅内，再加适量水，用大火煮沸、文火煮 1 小时即可。

功效：滋阴润肺，清热生津。

11.5 推拿按摩

（1）按揉足三里穴。

定位：正坐屈膝位，外膝眼直下 3 寸、距离胫骨前嵴 1 横指处是该穴。（见第 84 页图）

简单取穴：取坐位，用右手掌心按准右腿膝盖顶部，五指朝下，中指顶端向外 1 指的位置。

操作方法：用拇指指腹按揉穴位，以感觉酸胀为度，按揉 3 ~ 5 分钟。

功效：强壮保健，健运脾胃。

（2）按揉三阴交穴。

定位：正坐，内踝尖上 3 寸，胫骨内侧缘后方。（见第 95 页图）

简单取穴：内踝尖上 3 寸，即约 4 个横指的宽度，胫骨后缘靠近骨边凹陷处是该穴。

操作方法：用拇指指腹按揉穴位，以感觉酸胀为度，按揉 3 ~ 5 分钟。

功效：健脾益肾，养阴生津。

（3）按揉涌泉穴。

定位：在足底部，约当足底第 2、第 3 跖趾缝纹头端与足跟连线的前 1/3 与后 2/3 交点上。

简单取穴：在足底部，蜷足时足前部凹陷处。

操作方法：用拇指指腹按揉穴位，以感觉酸胀为度，按揉 3 ~ 5 分钟，两脚交替。

功效：养肾、降火。

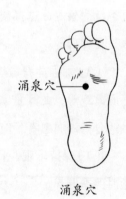

涌泉穴

11.6　敷贴疗法

选穴：双侧涌泉穴。

操作方法：将适量粗盐用纱布包裹成薄块状，敷两足心（涌泉穴），缠以纱布或用胶布固定，每晚1次，次日早晨取下，5～7天为1个疗程。

功效：引火归元，清热降火。

11.7　耳穴压豆按摩

选穴：耳、胆、肾、肺、肾上腺、神门、内分泌。

操作方法：将王不留行籽贴于耳穴上，用胶布固定，每穴用拇指、食指对捏，以中等力量和速度按压40次，使耳郭轻度发热、发痛。每日自行按压3～5次，每次5分钟，以产生酸麻胀痛感为宜。

疗程：两耳穴交替贴压，3天一换，10天为1个疗程。

11.8　日常调护

（1）注意多掌握正确科学的糖尿病防治知识，正确认识糖尿病。

（2）避免摄取过多热量，宜进食低糖、低脂肪、高膳食纤维食品，少食多餐，避免进食过于肥腻、过甜、过咸、过于辛辣的食物，多食粗粮、麦胚、豆类及蔬菜等，选择瘦肉、去皮和脂肪的家禽、脱脂或低脂奶；戒烟、酒、浓茶和咖啡等。

（3）加强体育锻炼，如快步走、慢跑、打太极拳、练健身操、打八段锦、练五禽戏等，尤其是太极拳、八段锦具有轻松、自然、舒展和柔和的特点，最适合消渴病患者。应避免超重或肥胖。

（4）保持乐观、平和的心态，勿使七情太过；保持良好的生活作息规律，顺时四季调养。

12 骨质疏松症

骨质疏松症是一种全身性骨骼疾病，其特征为骨量减低，骨组织微结构退行变，使得骨脆性增加，导致容易骨折。随着年龄增长，人体骨形成减少，骨吸收增加，骨量下降。女性绝经后雌激素水平低下，导致骨丢失更快，所以老年女性比老年男性更容易患骨质疏松症。这是老年人常见疾病，患病率比肿瘤高，需要做好预防和调理。

12.1 居家常备药物

居家可以定期服用多维元素胶囊、维生素 AD 胶囊、维 D 钙咀嚼片等，或者根据症状服用六味地黄丸、壮腰健肾丸等。

12.2 食疗推荐

（1）脊骨粥。

组成：猪脊骨 1 条，肉苁蓉 30 克，菟丝子 5 克，生姜、大米适量。

做法：肉苁蓉与菟丝子加水在砂锅中煎煮 20 分钟，去渣留汁。猪脊骨洗净并用盐腌制后，与生姜、大米一起放入砂锅，用大火煮 15 分钟，再用文火煮 30 分钟，将药汁倒入后再煎煮 20 分钟，调味服用。

功效：补肾益精，强筋健骨。

注意：脾胃虚弱者去肉苁蓉，便秘者去菟丝子。

（2）桑寄生茶。

组成：桑寄生 10 克，红糖适量。

做法：桑寄生加水煎煮 20 分钟，加入红糖调味饮用。

功效：益肾养精，强筋健骨。

12.3　推拿按摩

（1）按揉合谷穴。

定位：拇指、食指张开，以另一手的拇指关节横纹放在虎口上，虎口与第一、第二掌骨结合部连线的中点即该穴。（见第 76 页图）

操作方法：拇指向下按压、按揉该穴位 1 ~ 2 分钟。

功效：疏通头面经络，疏风解表，理气活血。

（2）按揉足三里穴。

定位：正坐屈膝位，外膝眼直下 3 寸、距离胫骨前嵴 1 横指处是该穴。（见第 84 页图）

简单取穴：取坐位，用右手掌心按准右腿膝盖顶部，五指朝下，中指顶端向外 1 指的位置。

操作方法：用拇指指腹按揉穴位，以感觉酸胀为度，按揉 3 ~ 5 分钟。

功效：强壮保健，健运脾胃。

（3）按揉悬钟穴。

定位：外踝尖上 3 寸，即 4 横指宽度，腓骨前缘。

操作方法：用拇指指腹按揉穴位，以感觉酸胀为度，按揉 3 ~ 5 分钟。

功效：养肝益肾，舒筋活络。

（4）捶按腰部。

定位：腰部与肚脐平行的部位，约与第 2 腰椎棘突平行。

操作方法：患者双手微握拳，放在背

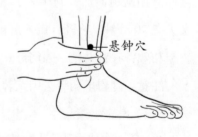

悬钟穴

部约与第 2 腰椎棘突、肚脐平行部位，即一般男士腰带部位，避开脊柱骨头处，用力捶按约 5 分钟。

功效：补肾强腰。

注意：捶按力度要适宜，特别是老年人，以感觉酸胀为度，避免过于用力而导致骨折。

12.4 日常调护

（1）预防应从青少年开始，注意补钙、晒太阳、勤锻炼。

（2）保持良好的生活习惯，戒烟、戒酒，及时补钙，适当进行户外运动及锻炼。

13 痛风

痛风是嘌呤代谢紊乱导致血尿酸持续增高，并造成组织或器官损伤的一种代谢性疾病，以下肢足趾、肘膝等骨关节红肿热痛为主要表现，常因饮食不节、代谢失调、脏腑不和、年高体衰，以致湿浊邪毒侵袭所致。

13.1 居家常备药物

居家可以根据症状选用痛风定胶囊、四妙丸、通滞苏润江胶囊、湿热痹胶囊等中成药调理。

13.2 食疗推荐

（1）薏苡仁陈皮茶。

组成：薏苡仁 30 克，陈皮 10 克，绿茶适量。

做法：将薏苡仁洗净后放入锅内小火炒至微黄，放凉。将炒薏苡仁、陈皮和绿茶一起放入锅内，加适量水，用大火煮沸，再用文火煎煮30分钟。

功效：祛痰化浊，行气开郁，健脾利湿。

（2）牛膝菊花茶。

组成：川牛膝5克，杭菊花10克。

做法：将川牛膝切片，与杭菊花同入杯，加沸水冲泡后加盖闷5分钟，代茶饮用。

功效：活血、化瘀、除痹，适用于痛风伴有高血压、高血脂的患者。

（3）桑寄生桑枝茶。

组成：桑寄生5克，冬桑枝3克。

做法：将桑寄生、冬桑枝洗净后切成片，加沸水冲泡后加盖闷10分钟，代茶饮用，一般可连续冲泡，每日1剂。

功效：祛风除湿，通经活络，适用于年老体虚而病痛日久的痛风患者。

（4）小苏打水。

组成：小苏打10克，水1500毫升。

做法：将小苏打放入茶壶或其他容器中，加水搅匀即可，可当饮料当日喝完。

功效：可碱化尿液，促进尿酸盐排泄。

（5）马齿苋粥。

组成：马齿苋30克，大米适量，冰糖适量。

做法：将马齿苋与大米洗净，放入锅中同煮，用大火煮沸，再用文火煮20分钟，以米烂为度，可加适量冰糖调味。

功效：清热、利湿、消肿，适用于关节红肿、热痛明显的急性期痛风患者。

（6）丝瓜瘦肉汤。

组成：丝瓜 200 克，瘦肉 100 克，生姜适量。

做法：将生姜切丝，丝瓜、瘦肉洗净切块后，放入锅中用大火煮 15 分钟，再用文火煮 30 分钟，加入调味料后即可食用。

功效：活血通络。

（7）灵仙木瓜饮。

组成：威灵仙 15 克，木瓜 15 克，白糖适量。

做法：将威灵仙、木瓜放入砂锅中加水煎煮 20 分钟，加适量冰糖调味。

功效：通利关节，祛风止痛，适用于关节肿胀疼痛、屈伸不利的痛风患者。

13.3 推拿按摩

（1）拿捏复溜穴。

定位：正坐垂足或仰卧位，在小腿内侧，内踝后方与脚跟骨筋腱之间的凹陷处（太溪穴）上 2 寸，当跟腱之前缘处。

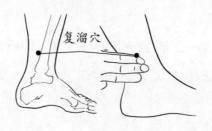

复溜穴

操作方法：拇指与食指、中指相对成钳形用力拿捏复溜穴。

功效：补肾益气，清热消肿。

（2）按揉膻中穴。

定位：在胸部正中线上，平第4肋间，两乳头连线中点。

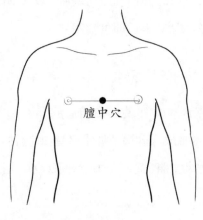

膻中穴

操作方法：以拇指顺时针按揉1 ～ 2分钟。

功效：理气通络。

（3）按压太冲穴。

定位：足背侧，第一、第二跖骨结合部之前凹陷处。（见第75页图）

操作方法：每次按压穴位50 ～ 100次，每天2 ～ 3次，以感觉微微酸痛为佳。

功效：疏肝养肝。

（4）按揉内关穴。

定位：前臂掌侧，当曲泽穴与大陵穴的连线上，腕横纹上2寸，掌长肌腱与桡侧腕屈肌腱之间。（见第79页图）

简单取穴：攥拳头，手臂内侧有两根筋，然后放松手指，腕横纹上2寸、两根筋中间的点就是内关穴。

操作方法：用拇指在穴位按压，使得穴位处有酸胀感。

功效：宁心安神。

13.4 中药熏洗

（1）痛风性关节炎急性发作期。

组成：威灵仙 30 克，王不留行 30 克，秦艽 30 克，海桐皮 30 克，虎杖 30 克，红花 15 克，桂枝 20 克，大黄 20 克。

操作方法：以上材料煎汤熏洗痛处，每日 1 剂，可以复煎，每日 2 次。

功效：祛风、通络、止痛，适用于痛风性关节炎急性发作期。

（2）湿热型痛风性关节炎急性发作期。

组成：黄柏 20 克，苍术 15 克，薏苡仁 20 克，怀牛膝 15 克，秦艽 20 克，威灵仙 15 克，土茯苓 20 克，防己 20 克，车前子 15 克，丹参 15 克。

操作方法：以上材料煎汤熏洗痛处，每日 1 剂，可以复煎，每日 2 次。15 天为 1 个疗程。

功效：清热祛湿，通络止痛，适用于湿热型痛风性关节炎急性发作期。

13.5 日常调护

（1）戒烟，戒酒，特别是啤酒。

（2）限制高嘌呤食物如动物内脏（如心、肝、肠等）、海产品（如沙丁鱼、鲳鱼、蛤蜊、黄鳝、鱼卵、蟹等）、老火汤、香菇、豆类和菠菜等的摄入量。

（3）养成多饮水的习惯，建议每日饮水总量在 2 000 毫升左右。

（4）加强体育锻炼，选择适合自身的运动方式，如快步走、慢跑、打太极拳、练五禽戏、打八段锦等。

（5）保持良好的心态，生活作息规律，注意保暖。

14 尿路感染

尿路感染是最常见的泌尿系统疾病之一，是由各种病原体入侵泌尿系统引起的尿路炎症，临床表现为尿频、尿急、尿痛，个别患者伴有腰痛、发热等，育龄期妇女和老年人最为常见。尿路感染属于中医学中的"淋证"范畴，西医学中的膀胱炎、尿道炎、肾盂肾炎均属于此列。

14.1 居家常备药物

居家可以根据症状选用尿感宁颗粒、宁泌泰胶囊、泌尿宁胶囊、龙金通淋胶囊、八正合剂等中成药。

14.2 食疗推荐

（1）利尿茶。

组成：五月艾（根茎）30克，凤尾草15克，白茅根15克，蜂蜜10克。

做法：将五月艾、凤尾草和白茅根加水煎取药汁，去渣后加入蜂蜜，代茶饮用，每日2次，饭前饮用。

功效：清热祛湿，凉血止血。

（2）赤小豆粥。

组成：赤小豆50克，大米适量，白糖或盐适量。

做法：先用砂锅把赤小豆煮烂，然后加入大米煮成粥，根据个人口味调味服用。

功效：祛湿利尿。

（3）车前草茶。

组成：车前草20克，白茅根20克。

做法：以上材料加水煎煮 30 分钟，代茶饮用，每日 1 ~ 2 次。

功效：清利湿热，适用于湿热型尿路感染患者。

（4）冬瓜粥。

组成：新鲜冬瓜（连皮）200 克，大米适量。

做法：将新鲜冬瓜洗净切块，与大米煮成粥。

功效：清热、解毒、利尿。

（5）黄芪茅根饮。

组成：黄芪 30 克，白茅根 30 克，肉苁蓉 20 克，西瓜皮 60 克，白糖适量。

做法：将以上材料洗净，放在砂锅中，加适量水煎煮成浓汁，加适量白糖调味。

功效：益脾温肾，利尿通淋，适用于脾肾不足的尿路感染患者。

（6）石斛玉米须茶。

组成：石斛 10 克，芦根 15 克，玉米须 20 克。

做法：以上材料加水煎煮成药汤，代茶饮用，每日 1 剂，不拘时频饮。

功效：养阴、清热、利尿，适用于阴虚湿热的尿路感染患者。

温馨提示：单独玉米须 50 克煎煮成药汤代茶饮用，具有清热通淋、平肝利胆的功效，适用于湿热型尿路感染患者。

（7）苦瓜炒瘦肉。

组成：苦瓜 500 克，瘦肉 150 克，蒜头适量。

做法：苦瓜洗净切片，瘦肉切片后用酱油腌制，爆炒蒜头后放入瘦肉与苦瓜翻炒，调味后食用。

功效：清热、祛湿、解毒。

（8）车前草煲猪小肚。

组成：干车前草 50 克，猪小肚（猪膀胱）200 克，盐适量。

做法：将猪小肚洗净并切成小块，加水与车前草一起煲汤，用盐调味。

功效：利湿清热，利尿通淋，适用于湿热型尿路感染者。

14.3 推拿按摩

按揉阴陵泉穴。

定位：在小腿内侧，胫骨内侧下缘与胫骨内侧缘之间的凹陷中。

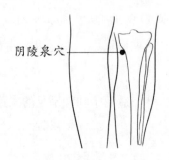

阴陵泉穴

简单取穴：正坐，沿膝盖内侧横纹上方摸到突出的骨头，再沿着内侧向上找到胫骨转弯处即该穴。

操作方法：拇指指腹按揉该穴位 1 分钟。

功效：清热利湿，健脾理气。

14.4 食盐敷脐法

操作方法：取适量食盐置于脐中，以稍高出腹部为度，以创可贴将置满盐的脐眼封包，24 小时后重新更换，3 天为 1 个疗程。

功效：清热、凉血、降火。

14.5 中药熏洗

组成：苦参 30 克，金银花 30 克，蒲公英 30 克，鱼腥草 30 克，败酱草 30 克，黄柏 30 克。

操作方法：将以上材料加水煎煮 30 分钟，待水自然凉至合适水温时，洗浴外阴部。

功效：清热祛湿。

14.6 日常调护

（1）宜吃清淡、富含水分的食物，进食各种蔬菜、水果，多吃节瓜、冬瓜等；忌食发物如羊肉、鸡肉、蘑菇、带鱼、虾、螃蟹、竹笋、桃子等，忌辛辣、油腻等刺激性食物如辣椒、芥末、烤炸油煎食物，忌温补之品如阿胶、鹿茸等。

（2）戒烟，戒酒，急性发作期不宜游泳、忍尿、行房事等。

（3）坚持大量饮水，注意个人卫生。

（4）保持心情舒畅，不要有过大的精神压力，生活作息规律。

15 失眠

经常入睡困难，或者易醒，醒后不能入睡，或时睡时醒等，严重者整夜不能入睡等，称为失眠。西医学中多见于神经症、更年期综合征、围绝经期综合征。中医认为，脏腑调和，气血充足，心神安宁，卫阳能入于阴，则人能正常睡眠。若心脾虚弱，气血不足，或者阴虚火旺，或食积化热，或肝火扰神等，都可以导致失眠。

15.1 居家常备中成药

心脾两虚者可以服用归脾丸，阴虚火旺者可以服用知柏地黄丸，心气不足、瘀血阻滞者可以服用七叶神安片，具体可以根据医师指导服用。

15.2 食疗推荐

（1）百合粥。

组成：干百合 30 克，大米适量。

做法：将干百合与大米洗净后，放入锅内煮成粥。

功效：宁心安神，适用于更年期综合征导致的失眠。

（2）甘麦大枣茶。

组成：甘草 15 克，麦芽 10 克，大枣 5 枚。

做法：将以上材料放入锅中一起煎煮 20 分钟，去渣留汤，代茶饮用。

功效：养心安神，适用于心气虚所致的心神不宁失眠。

注意：湿热腹胀、多痰咳嗽的人群不适合多饮。

（3）西洋参乌鸡汤。

组成：乌鸡 1 只（约 500 克），西洋参 100 克，茯苓 20 克，莲子 20 克，生姜 10 克，大枣 5 枚。

做法：乌鸡宰杀洗净切块，与西洋参、茯苓、莲子、生姜、大枣一起放入汤锅中，用文火煮 1.5 小时，调味食用。

功效：养阴安神，清热除烦，适用于阴虚火旺所致的烦躁失眠。

15.3 推拿按摩

（1）按揉神门穴。

定位：腕横纹尺侧端。

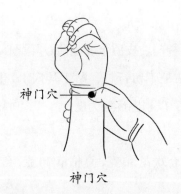

神门穴

操作方法：用拇指在穴位按压，使得穴位处有酸胀感。

功效：宁心安神。

（2）按揉内关穴。

定位：前臂掌侧，当曲泽穴与大陵穴的连线上，腕横纹上2寸，掌长肌腱与桡侧腕屈肌腱之间。（见第79页图）

简单取穴：攥拳头，手臂内侧有两根筋，然后放松手指，腕横纹上2寸、两根筋中间的点就是内关穴。

操作方法：用拇指在穴位按压，使得穴位处有酸胀感。

功效：宁心安神。

（3）揉按、提拉印堂穴。

定位：位于额头，在两眉头中间。

操作方法：用中指指腹揉按穴位2分钟，再用一手拇指、食指捏起两眉间的皮肤稍向上拉，提拉50次。早晚各1次。

功效：宁心安神，明目通窍。

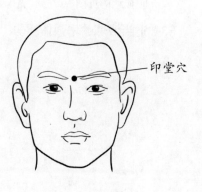

印堂穴

15.4 耳穴按压

取穴：心、肾、肝、神门、皮质下、垂前、耳背心。

操作方法：用胶布粘王不留行籽，贴于耳穴上，隔日 1 次，每次按压 10 ~ 15 分钟，双耳轮换，以稍感疼痛为度。

15.5 中药沐足

组成：首乌藤 50 克，合欢花 50 克，夏枯草 30 克，红花 30 克，黄芪 30 克，当归 20 克。

做法：以上材料加水（水量要足够浸泡双足，超过内踝上 4 横指）煎煮 40 分钟，去渣留汤，待药汤自然冷却至 40℃左右，可以用于沐足。一般睡前沐足 15 ~ 20 分钟。

功效：养心安神，疏肝通络。

注意：沐足时水温不能太高，人体若感觉大汗淋漓则立刻停止沐足。糖尿病患者需要注意水温，避免烫伤皮肤。

15.6 日常调护

（1）保持心情愉快，避免情绪激动。

（2）睡眠环境保持安静。忌烟、酒，睡前不喝浓茶、咖啡。

（3）适当锻炼，增强体质。

第

六

章

外科疾病

1 尿路结石

尿路结石是指发生在肾脏、输尿管、膀胱及尿道的结石，中医称为"石淋"。尿路结石的临床表现取决于结石的大小、部位、引起梗阻的程度及有无继发感染等；多数患者会有不同程度的腰腹或尿道疼痛及血尿，膀胱结石还会有尿频、尿急等症状。其发生主要与温度、湿度等环境因素，以及内在因素（如代谢异常）、后天疾病和服用药物、饮食习惯有关，在我国南方发生率较高，其中广东、湖南、山东等省为尿路结石的高发地区。

1.1 居家常备药物

居家可以根据症状选择尿石通丸、五淋化石丹、肾石通颗粒、通淋排石合剂、益肾排石合剂等。

1.2 食疗推荐

（1）金钱草鸡汤。

组成：金钱草 30 克，茯苓 15 克，薏苡仁 15 克，去皮鸡肉 200 克，生姜、食盐适量。

做法：生姜切丝，鸡肉切块，生姜丝与鸡肉一起加入适量食盐腌制。将金钱草、茯苓、薏苡仁与腌制后的鸡肉放入锅内，加水用大火煮 30 分钟，然后用文火煮 40 分钟，调味服用。

功效：健脾祛湿，利尿排石。

（2）花生莲子汤。

组成：花生 250 克，莲子 100 克，白糖适量。

做法：先将花生去衣后放入温水中浸泡 30 分钟，莲子去心后，与浸泡过的花生一起放入砂锅中慢慢炖烂，加入适量白糖调味。

功效：清热凉血，祛湿化石。

（3）玉米须茶。

组成：玉米须 50 克，车前子 20 克，生甘草 10 克。

做法：以上材料加水煎煮 45 分钟，去渣饮用，每日 3 次温服。

功效：利尿排石。

（4）石苇茶。

组成：石苇 60 克，车前子 60 克，栀子 30 克，甘草 15 克。

做法：将以上材料共捣粗末，水煎代茶饮，每日 1 剂。

功效：清热利尿。

（5）车前竹叶心茶。

组成：车前草 100 克，竹叶心 10 克，生甘草 10 克，白糖适量。

做法：将车前草、竹叶心、生甘草放入锅中加水煎汤，放入白糖调味代茶饮。

功效：清热利尿。

（6）鸡内金薏苡仁粥。

组成：鸡内金 10 克，薏苡仁 50 克，大米适量，红糖适量。

做法：将鸡内金磨粉备用，再将薏苡仁与大米放入锅中煮成粥，往粥中加入适量鸡内金粉和红糖，搅匀后食用。

功效：健胃祛湿，通淋化石。

1.3 推拿按摩

（1）按揉肾俞穴。

定位：在背部第 2 腰椎棘突下旁开 1.5 寸。

简单取穴：低头，暴露颈部后侧，此时可以看到或者摸到颈部明显的隆起处，质地坚硬，此为第 7 颈椎棘突，它往下第 14 突起处为第 2 腰椎，在第 2 腰椎旁开 1 指处。

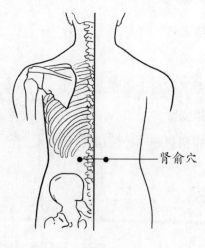

肾俞穴

操作方法：用拇指在该穴位环形按揉 5 分钟左右。

功效：补肾壮腰。

（2）按揉足三里穴。

定位：正坐屈膝位，外膝眼直下 3 寸、距离胫骨前嵴 1 横指处是该穴。（见第 84 页图）

简单取穴：取坐位，用右手掌心按准右腿膝盖顶部，五指朝下，中指顶端向外 1 指的位置。

操作方法：用拇指指腹按揉穴位，以感觉酸胀为度，按揉 3 ~ 5 分钟。

功效：强壮保健，健运脾胃。

（3）按揉中极穴。

定位：位于下腹部，在前正中线上，肚脐下 4 寸（约 4 个横指加 1 拇指宽度）。

操作方法：用拇指指腹顺时针按揉穴位 3 ~ 5 分钟。

功效：利膀胱，清湿热。

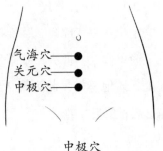

中极穴

（4）按揉关元穴。

定位：位于下腹部，在前正中线上，肚脐下 3 寸（约 4 横指宽度）。

操作方法：用拇指指腹顺时针按揉穴位 3 ~ 5 分钟。

功效：补肾、固本。

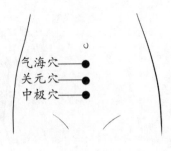

关元穴

（5）按揉三阴交穴。

定位：正坐，内踝尖上 3 寸，胫骨内侧缘后方。（见第 95 页图）

简单取穴：内踝尖上 3 寸，即约 4 个横指的宽度，胫骨后缘靠近骨边凹陷处是该穴。

操作方法：用拇指指腹按揉穴位，以感觉酸胀为度，按揉 3 ~ 5 分钟。

功效：健脾益肾，养阴生津。

1.4 日常调护

（1）多饮水，饮食宜清淡、易消化，多吃蔬菜、水果，如西瓜、冬瓜、梨、鲜莲藕、芦根、荸荠等。结石成分为草酸钙者应少吃高钙及高草酸食物，如苹果、番茄、土豆、巧克力、菠菜、海带、牛奶、虾皮等；结石成分为尿酸盐者应少食高嘌呤食物，如海产品、动物内脏、豆制品、菇类、啤酒等。

（2）多做跳跃性运动、打球、练体操、爬楼梯等能增加结石活动度，利于结石的下移和排出。

（3）保持开朗、舒畅的心情，生活作息规律。

2 急性乳腺炎

急性乳腺炎是乳房的急性化脓性感染，相当于中医的"乳痈"范畴。乳痈好发于产后哺乳期，以初产妇更为多见。多为产后全身抗感染能力下降、乳汁淤积和细菌入侵导致。多见乳房肿胀疼痛，局部可见红、肿、皮肤发热、可触及压痛的硬块等。

2.1 居家常备药物

当脓肿未形成时，先暂停哺乳，进行乳房按摩，利用吸奶器将乳汁尽量排出。局部可以用 25% 硫酸镁外部湿敷，每次 20 ~ 30 分钟，每日 3 次。若有严重感染或者脓肿形成，应及时到医院就诊治疗。

2.2 食疗推荐

（1）大黄蒲公英茶。

组成：生大黄 2 克，蒲公英 15 克，荆芥穗 10 克。

做法：将蒲公英、荆芥穗放入砂锅中，加适量水煮沸后，继续用小火煮 5 分钟，加入生大黄再煮 1 分钟即可，代茶饮用。

功效：清热、解毒、消肿。

（2）蒲公英粥。

组成：蒲公英 60 克，金银花 30 克，大米适量。

做法：先将蒲公英、金银花放入砂锅中煎煮 15 分钟，去渣留汁，再加入大米煮成粥。

功效：清热解毒，适用于急性乳腺炎、乳腺增生的治疗。

（3）黄花菜猪蹄汤。

组成：鲜黄花菜根 15 克，猪蹄 1 只。

做法：将鲜黄花菜根与猪蹄加适量水同煮成汤，调味服用。可吃肉、喝汤。宜秋冬季早晚空腹食用。

功效：清热消肿，通经下乳，适用于缓解急性乳腺炎、乳汁不下。

（4）丝瓜银花汤。

组成：丝瓜 500 克，金银花 50 克。

做法：丝瓜洗净切块，与金银花一起放入锅中，加适量水大火煮沸后，再用文火煎煮 5 分钟，调味服用。

功效：清热泻火，通络下乳，解毒消肿。

（5）甜橙黄酒。

组成：甜橙 1 个，黄酒 15 毫升。

做法：甜橙洗净，去皮去核，榨汁，新鲜橙汁和黄酒一起放杯中，加温开水冲服，每日 2 次，连服 1 周。

功效：凉血、解毒、消肿，适用于急性乳腺炎红肿、乳汁淤积者。

（6）薏苡红豆粥。

组成：薏苡仁 30 克，红豆 30 克，大米适量。

做法：薏苡仁、红豆、大米分别洗净，置锅中，加适量清水，大火煮开 5 分钟，改文火煮 30 分钟，调味食用。

功效：利湿清热，通乳，适用于乳汁淤积导致的急性乳腺炎、乳汁排泌不畅者。

2.3 推拿按摩

（1）按摩乳房。

操作方法：取坐位，在患侧乳房外涂适量橄榄油或按摩油，轻揪乳头数次，以扩张乳头部的输乳管，用拇指从乳房四周轻柔地向乳头方向按摩，将乳汁渐渐推出。以手掌小鱼际或者大鱼际在红肿疼痛处轻轻按揉，直至肿块柔软为止。

功效：促进积乳排出。

（2）揉肩井穴。

定位：在大椎穴与肩峰端连线的中点上，即乳头正上方与肩线交接处。（见第 90 页图）

操作方法：取仰卧位或者坐卧位，一手拇指点、按、揉患者肩井穴，力度由轻至重，另一手用掌心在胃脘部顺时针打圈，轻按推揉。双侧肩井穴交替按压 15 分钟，腹部按揉 15 分钟。

功效：疏肝利胆，顺降胃气，可以缓解乳腺炎疼痛。

2.4 外敷法

（1）芒硝外敷。

组成：芒硝末 60 克或者芒硝溶液适量。

操作方法：①将芒硝末用沙袋包装，外敷患处。②将芒硝溶液浸湿纱布，外敷患处。

功效：消肿止痛。

（2）仙人掌外敷。

组成：新鲜仙人掌适量。

操作方法：新鲜仙人掌去刺，捣烂，外敷患处，可用纱布固定。每天 2 次，每次 1 小时左右。

功效：清热解毒，消肿止痛。

注意：对仙人掌过敏者禁用。

（3）蒲公英外敷。

组成：新鲜蒲公英适量。

操作方法：将新鲜蒲公英洗净，捣烂，外敷患处，可用纱布固定。每天外敷 2 次，每次 1 小时。

功效：清热解毒。

注意：对蒲公英过敏者禁用。

2.5 日常调护

（1）预防乳腺炎的关键在于避免乳汁淤积，同时防止乳头破损并保持其清洁。

（2）妊娠 5 个月后，经常用温开水或 75% 乙醇擦乳头，保持乳头清洁。

（3）孕产妇保持心情舒畅，避免情绪过于激动。

（4）哺乳期要定时哺乳，保持乳头清洁，避免当风露胸喂乳；不要让婴儿含乳而睡，应注意婴儿口腔清洁；每次哺乳应将乳汁吸空，如有积滞，可通过热敷或用吸奶器帮助排出乳汁。哺乳后，用冷毛巾擦拭胸部，可以收缩血管，降低乳房胀乳的程度。

（5）防止乳头破裂，若有乳头擦伤、皲裂，可外涂麻油或蛋黄油；身体其他部位有感染时，应及时治疗。有乳头内陷者应经常将乳头向外牵拉，或者在妊娠前到乳腺专科做手术将内陷乳头牵出。

（6）戒奶时应循序渐进，逐步减少哺乳次数和时间，再行断乳。断乳前可用生麦芽 60 克、生山楂 60 克，煎汤代茶，并用芒硝外敷协助收乳。

（7）穿戴合适的胸罩，使胸部感到舒服。

3　乳腺增生

乳腺增生是指乳腺上皮和纤维组织增生，乳腺组织导管和乳小叶在结构上的退行性病变及进行性结缔组织的生长，其发病原因主要是内分泌激素失调。相当于中医学中的"乳癖"范畴。主要表现为乳房胀痛、乳房肿块，可随月经周期的变化而变化。本病病程较长，发展缓慢，症状呈现周期性变化，随着绝经期的到来，大部分患者可以自行缓解，少数患者可发展为乳腺癌。

3.1　定期体检筛查

日常建议每年进行一次乳腺彩超检查，35 岁以上女性除了乳腺彩超检查外，建议每年进行一次乳腺钼靶检查，以便及早发现恶性病变。

3.2 居家常备药物

一般根据各自症状，可以服用复合维生素、维生素 B_6、维生素 E、逍遥丸或丹栀逍遥丸等治疗。

3.3 食疗推荐

（1）丝瓜瘦肉汤。

组成：丝瓜 200 克，瘦肉 100 克，生姜适量。

做法：将生姜切丝，丝瓜、瘦肉洗净切块后，一同放入锅中，用大火煮 15 分钟，再用文火煮 30 分钟，加入调味料后即可食用。

功效：活血通络。

（2）黄花菜蒸肉饼。

组成：黄花菜干适量，瘦肉适量。

做法：黄花菜干浸泡 1 小时，洗净后切碎。瘦肉切碎，与黄花菜干拌匀，调味后放入盘中，隔水蒸熟。

功效：疏肝解郁。

（3）青皮山楂茶。

组成：青皮 10 克，生山楂 30 克。

做法：将青皮、生山楂放入杯中，加入沸水，加盖闷 5 分钟，代茶饮用。

功效：疏肝理气，健脾开胃，适用于乳腺增生、乳房胀痛伴胃口不佳者。

注意：山楂味酸，有慢性胃炎、胃酸过多者慎用。

（4）香附路路通蜜饮。

组成：香附 20 克，路路通 30 克，郁金 10 克，金橘叶 15 克，蜂蜜适量。

做法：将香附、路路通、郁金、金橘叶洗净，放入锅内，加适量水煎煮 30 分钟，去渣取汁，待药汁转温后调入蜂蜜，搅匀即成。上午、下午分服。

功效：疏肝解郁，理气止痛，适用于乳腺增生、大便秘结者。

3.4 推拿按摩

（1）乳房自我按摩。

操作方法：取坐位或侧卧位，充分暴露胸部。先在乳房上撒些滑石粉或涂上少许橄榄油，然后双手手掌由乳房四周向乳头方向或呈 8 字形按揉，每次按揉 50 ～ 100 次。

功效：疏经通络。

（2）按揉膻中穴。

定位：在胸部正中线上，平第 4 肋间，两乳头连线中点。（见第 106 页图）

操作方法：以拇指顺时针按揉 1 ～ 2 分钟。

功效：理气通络。

（3）按揉乳根穴。

定位：在胸部，当乳头直下，乳房根部，一般于第 5 肋间隙，距离前正中线 4 寸处。

简单取穴：男性在乳头下 1 肋，一般是乳中线与第 5 肋间隙相交处。女性在乳房根部弧线中点。

操作方法：以拇指顺时针按揉 1 ～ 2 分钟。

功效：通乳化瘀，宣肺理气。

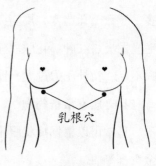

乳根穴

3.5 外敷法

三黄膏外敷。

组成：黄柏 10 克，大黄 10 克，黄芩 10 克，蜂蜜适量。

操作方法：将以上药物研成细粉，用蜂蜜调成膏状，外敷乳房，特别是胀痛明显处。

功效：清热祛湿，消肿止痛。

3.6 日常调护

（1）日常保持心情愉快，劳逸结合，避免熬夜，积极面对人生，有助于内分泌的平衡，减少乳腺增生的发生。

（2）生活有规律，保持大便通畅，戒烟戒酒。

（3）少食生冷食物、油腻食物、辛辣食物等；多食新鲜水果、蔬菜等含纤维素和维生素丰富的食物，摄入足量的蛋白质。

4 痤疮

痤疮，俗称"青春痘"。痤疮的形成，多是由于人体皮脂腺分泌皮脂过多，导致毛孔堵塞，皮脂无法顺畅排出，使得皮脂在毛孔处繁殖细菌，引起毛囊发炎、红肿、化脓。痤疮的发生还与内分泌激素不平衡、月经紊乱、睡眠不足、精神压力过大、饮食不节、嗜食刺激性食物以及便秘等有关。

4.1 居家常备药物

日常可以根据症状服用清热祛湿茶、五花茶，外用痤疮膏、红霉素软膏、金黄膏等。

4.2 食疗推荐

（1）枇杷叶菊花茶。

组成：枇杷叶 10 克，杭菊花 6 克。

做法：将以上材料放入杯中，加沸水加盖闷 5 分钟，代茶饮用。

功效：清热宣肺，适用于丘疹型或脓疱性痤疮的治疗。

（2）雪梨芹菜汁。

组成：芹菜 100 克，番茄 1 个，雪梨 1 个，柠檬半个。

做法：以上蔬果洗净（雪梨去核），切段或切块后同放入果汁机中榨成汁即可饮用。每日 1 次。

功效：清热、润肤，适用于痤疮的辅助治疗。

（3）桃仁山楂粥。

组成：桃仁 10 克，生山楂 10 克，大米适量。

做法：将桃仁、生山楂放入砂锅中，加适量水煎煮 30 分钟，去渣留汁。将大米加水煎煮成粥，加入药汁后再煎煮 10 分钟，调味服用。

功效：活血化瘀，清热散结，适用于结节性痤疮或囊性痤疮的治疗。

（4）蔬菜果汁。

组成：苦瓜、黄瓜、芹菜、梨、橙、蜂蜜各适量。

做法：将苦瓜去籽，橙去皮，苦瓜、黄瓜、芹菜、梨、橙切块，一同搅汁，调入蜂蜜饮服。

功效：清热解毒，杀菌消炎，适用于防治痤疮。

（5）海带薏苡仁粥。

组成：海带 30 克，甜杏仁 15 克，薏苡仁 30 克，大米适量。

做法：将海带浸泡后切成条状，与甜杏仁、薏苡仁和大米一起放入锅中，加适量水煮成粥食用。

功效：活血化瘀，消炎软坚，可用于痤疮调理。

4.3 推拿按摩

（1）按揉合谷穴。

定位：在第一、第二掌骨之间，拇指、食指张开，以另一手的拇指关节横纹放在虎口上，虎口与第一、第二掌骨结合部连线的中点即该穴。（见第

76 页图）

操作方法：用拇指按揉，以感觉酸胀为度，按揉 1 ~ 2 分钟，两手交替。

功效：清热宣肺，疏经通络。

（2）按揉足三里穴。

定位：正坐屈膝位，外膝眼直下 3 寸、距离胫骨前嵴 1 横指处是该穴。（见第 84 页图）

简单取穴：取坐位，用右手掌心按准右腿膝盖顶部，五指朝下，中指顶端向外 1 指的位置。

操作方法：用拇指指腹按揉穴位，以感觉酸胀为度，按揉 3 ~ 5 分钟。

功效：健脾养胃。

（3）按揉阴陵泉穴。

定位：在小腿内侧，胫骨内侧下缘与胫骨内侧缘之间的凹陷中。（见第 110 页图）

简单取穴：正坐，沿膝盖内侧横纹上方摸到突出的骨头，再沿着内侧向上找到胫骨转弯处即该穴。

操作方法：拇指指腹按揉该穴位 1 分钟。

功效：清热利湿，健脾理气。

（4）按揉血海穴。

定位：屈膝，在大腿内侧，髌底内侧端上 2 寸，当股四头肌内侧隆起处。

简单取穴：坐在椅子上，将腿绷直，在膝盖内侧会出现一个凹陷的地方，在凹陷的上方有一块隆起的肌肉，肌肉的顶端为该穴。（见第 95 页图）

操作方法：用拇指指腹按揉穴位，以感觉酸胀为度，按揉 2 ~ 3 分钟。

功效：运化脾血，活血化瘀。

（5）按摩脸部。

操作方法：将手洗净，双手互搓温热后，敷于脸部长痘的位置，或两手轮流从下往上按摩脸部至脸部微热为止。

功效：促进脸部血液循环，促进新陈代谢。

4.4 日常调护

（1）保持皮肤清洁，选择温水、中性的肥皂和松软的毛巾洗脸，次数不宜过多，2～3次/日，不要过于用力搓洗，以免刺激皮肤，勿用磨砂膏和收敛水。

（2）不要随意用手挤捏痤疮，以免加重感染或遗留瘢痕。应由规范医疗机构的美容医师清理、治疗。

（3）多食用新鲜蔬菜、水果等富含植物纤维和维生素的食物，防止便秘，保持大便通畅。

（4）保持情绪稳定和睡眠充足，避免熬夜。

（5）选择合适的化妆品。

（6）夏天要减少日晒，过量的阳光会让汗腺和皮脂分泌活跃，容易引起毛孔堵塞，加剧痤疮。

5 痔疮

痔疮是直肠下端黏膜下、肛管和肛门边缘的静脉丛曲张、淤血、扩张所形成的软质静脉团块，是最常见的肛肠疾病。它可分为内痔、外痔、混合痔，主要有便血、肛门疼痛、痔块脱出、瘙痒等症状。

5.1 居家常备药物

居家可以根据症状选用苁蓉通便口服液、麻仁软胶囊、开塞露等。当痔疮出现出血症状时，可使用复方角菜酸酯栓直接塞入肛门。

5.2 食疗推荐

（1）荸荠红糖汤。

组成：鲜荸荠 500 克，红糖适量。

做法：将鲜荸荠洗净去皮，加适量水煮 1 小时左右，加入红糖调味。

功效：清热养阴，适用于内痔的调理。

（2）绿豆冬瓜汤。

组成：绿豆 150 克，冬瓜 500 克，食盐少许。

做法：冬瓜去皮，与绿豆同煮至烂熟，放入食盐调味。

功效：清热解毒，适用于实热型痔疮的治疗。

（3）无花果汤。

组成：无花果 2 枚。

做法：将无花果加适量水煮 20 分钟，可以吃果喝汤，一天 2 次。

功效：润肠通便，适用于痔疮出血者。

（4）玄参蛋花汤。

组成：玄参 60 克，鸡蛋 2 枚。

做法：将玄参和鸡蛋加水煎煮 30 分钟，喝汤吃蛋，每天 1 次。

功效：清热凉血，滋阴解毒，适用于痔疮出血者。

（5）香蕉蕹菜粥。

组成：香蕉 100 克，蕹菜 100 克，大米适量，食盐或白糖适量。

做法：蕹菜取尖，香蕉去皮后打成泥备用。大米加水煮至将熟时，放入蕹菜尖、香蕉泥，并放入食盐或白糖调味，同煮为粥。

功效：清热解毒，润肠通便，适用于痔疮实热证、大便秘结带血者。

5.3 推拿按摩

（1）提肛运动。

操作方法：并拢大腿，吸气时收缩肛门，呼气时放松肛门。如此重复，每日 3 次，每次 30 下。

功效：可以增强骨盆底部的肌肉力量，有利于排便和预防痔疮发生。

（2）按摩肛门和腹部。

操作方法：大便后用热毛巾按压肛门，沿顺时针和逆时针方向各按摩 15 分钟。腹部按摩取仰卧位，双手在下腹部沿顺时针和逆时针方向各按摩 15 次。每日早晚各进行 1 次。

功效：可以改善肛门局部血液循环，有利于排便，防止便秘，同时有利于痔疮的预后。

（3）按压承山穴。

定位：位于小腿后面正中，委中穴与昆仑穴之间。

简单取穴：小腿伸直或者足跟上提，小腿肌肉的肌腹下出现尖角凹陷处（人字纹凹陷中）。

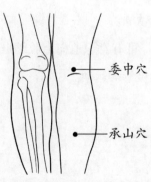

委中穴

承山穴

承山穴

操作方法：拇指顺时针旋转按压该穴，按压 1 分钟，停 30 秒，再按压 1 分钟，反复多次，以患者感觉酸胀、麻木、局部胀满为度。

功效：运化水湿，健运脾胃。

5.4 中药坐浴或湿敷

操作方法：将 1 : 5 000 高锰酸钾溶液或者温盐水倒入盆中（患者专用洗盆），患者蹲坐于盆上进行熏蒸；或用棉球或纱布蘸药液敷于患处。每天 2 ~ 3 次，每次 20 分钟。

功效：消毒杀菌，可以改善局部血液循环，预防感染，缓解痔疮。

5.5 日常调护

（1）养成良好的排便习惯，定时排便。当有便意时不要忍着不去大便，因为久忍大便可能抑制生理反射，逐渐引起习惯性便秘。排便时不要玩手机、看报纸，以免蹲厕时间过长。避免大便时过分用力，导致肛门周围局部充血。

（2）保持肛门周围清洁，勤换内裤。

（3）合理调配饮食。可多食蔬菜、瓜果、豆类等富含维生素和纤维素的食物，多饮水，使大便保持润滑通畅。少吃辛辣等刺激性的食物，如辣椒、大蒜、大葱、芥末等，不饮酒。

（4）日常加强锻炼。可有意识地向上收缩肛门，锻炼肛门括约肌。空闲时间可进行八段锦、太极拳等运动。

第
七
章

儿科疾病

1 反复呼吸道感染

小儿在一段时间内反复发生感冒、咳嗽、肺炎咳喘、扁桃体发炎等症状，经久不愈，通常每年发病 5 次以上。发病年龄多集中在 6 个月～6 岁，1～3 岁的婴幼儿最为常见。

1.1 居家常备药物

肺脾两虚者，可以服用黄芪颗粒。肺卫不固者，可以服用玉屏风散。肺气不足者，可以服用百令胶囊。

注意：服药时需要在医师指导下，按照药物说明书，根据小儿体重控制药量。

1.2 食疗推荐

（1）生姜大枣粥。

组成：生姜 10 克，大枣 3 枚，大米适量。

做法：将生姜切片，大枣掰开，与大米一起放入锅中，加水煮成粥。

功效：解表透邪，适用于平素气血虚弱、反复感冒者。

注意：平素容易大便干硬、便臭、有口气、扁桃体化脓等实热体质者慎用。

（2）腐竹白果粥。

组成：腐竹50克，白果10克，大米适量。

做法：将白果去核、去皮、去心，腐竹切段，与大米一起放入锅中煮成粥。

功效：益气养胃，敛肺平喘，适用于咳嗽、气喘经久不愈，体倦气短，胃口差者服用。

注意：白果有毒，不宜生食，不宜过量，食用前需要煮熟去毒。

（3）太子参瘦肉汤。

组成：太子参50克，瘦肉100克，生姜适量。

做法：瘦肉洗净切块，生姜切片，将太子参、瘦肉和生姜一起放入锅中煮成汤。

功效：益气养肺，适用于反复感冒、气短、疲乏者。

1.3 推拿按摩

（1）捏按商阳穴。

定位：在食指末节桡侧，距指甲角0.1寸。

操作方法：用手指捏按。

功效：宣肺利咽，适用于有咽喉肿痛、扁桃体发炎、发热咳喘等症状的患者。

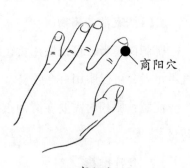

商阳穴

商阳穴

（2）按揉耳后高骨。

定位：两侧耳后入发际高骨下凹

陷中。

操作方法：用拇指揉耳后高骨下

凹陷中50次。

功效：疏风清热，适用于感冒、

发热、头痛等病症的治疗。

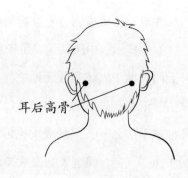

耳后高骨

（3）开天门、推坎宫、运太阳。

①开天门。

定位："天门"即两眉正中至前发际的一直线。

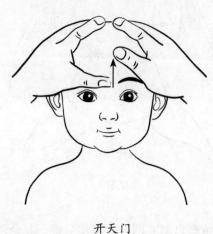

开天门

操作方法：以两侧拇指指腹交替从两眉正中推向前发际，称为开天门。

动作由轻到重，30～50次为1组，以额头皮肤微微发红为度。

功效：祛风散邪，开窍醒神，调节阴阳。

注意：体质虚弱、平素容易出汗、佝偻病患儿慎用。

温馨提示：中医认为，位于额头正中线上的"天门"是元气出入的门户，开天门有助于人体吸收天地之气，从而滋补精气，达到天人相应。《保赤推拿法》记载"先从眉心向额上，推二十四数，谓之开天门"。开天门属于小儿推拿手法之一，但是成人也可以如此操作。成人开天门可以放松身体，通畅头面部气血，促进大脑血液循环，有利于调理失眠、头晕、记忆力减退等。

②推坎宫。

定位：坎宫即自眉头起至眉梢的一横线，左右对称。

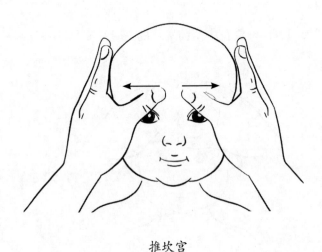

推坎宫

操作方法：两拇指指腹自眉心同时向眉梢分推，其余四指轻放在头部两侧固定，称为推坎宫。

功效：疏风解表，调节阴阳，醒脑明目，止头痛。

③运太阳。

定位：外眼角与眉梢连线交点后方约1寸的凹陷处。

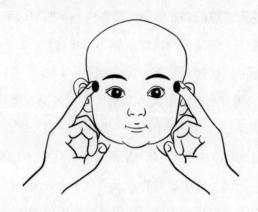

运太阳

操作方法：两拇指指腹在穴位表面画圈为运太阳。一般保健时，此穴位要顺时针操作；但当孩子有感冒、发热等症状时，此穴位需要逆时针操作。

功效：疏风解表，调节阴阳，清利头目，止头痛。

1.4 日常调护

（1）注意环境和个人卫生，保持室内通风，根据天气变化，适时增减衣物，避免过冷过热。

（2）经常进行户外锻炼，保证充足睡眠，保持营养均衡。

（3）感冒期间避免去公共场所。

（4）家中可以日常用食醋熏蒸室内，一般每立方米空间用食醋2～5毫升，加水1～2倍，放在容器内加热至汽化，每日1次，特别是家中有感冒患者时，可以连续食醋熏蒸3～5天。

（5）用盐水漱口，每日2次。

2 小儿腹泻

小儿腹泻分为感染性腹泻和非感染性腹泻，一年四季均可发生，夏秋季高发，以大便次数增多、粪质稀薄或如水样为主要症状，2 岁以下小儿发病率较高，多由乳食不节、饮食不干净或者感染风寒导致。

小儿食欲不振，偶有呕吐或溢乳，大便次数增多但在每日 10 次以下，大便稀，但无脱水表现，这一般属于轻症，若调护得当，多在数日内痊愈。若小儿发病急，大便每日 10 次以上，有严重的胃肠道症状，如恶心呕吐、腹痛、食欲不振、发热等，同时还有明显的脱水及全身中毒表现，如发热、烦躁、嗜睡甚至昏迷、休克等，则属于重症，需要及时到医院就诊治疗，否则有生命危险。

2.1 居家常备药物

居家可以根据症状选用藿香正气液、黄连素、保济丸、蒙脱石散、双歧杆菌、正露丸等。服药时需要在医师指导下，按照药物说明书，根据小儿体重控制药量。

注意：患者服药后症状未能缓解，持续发展，并出现发热、嗜睡等症状时，需要及时就医。

2.2 推拿按摩

（1）清补脾土。

定位：在拇指的螺旋面。

操作方法：在拇指指面旋推，顺时针方向为补，逆时针方向为清。一般旋推300 次。

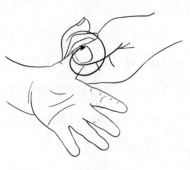

清补脾土

功效：清脾土可以清热祛湿，补脾土可以健运脾胃、助运消化。清脾土可以用于治疗湿热型腹泻，补脾土可以用于腹泻痊愈后调护脾胃功能。

注意：湿热型腹泻患儿，多见水样大便，大便气味臭，可伴有腹痛呕吐、发热、烦躁、食欲不振。

（2）揉小天心。

定位：手掌大鱼际和小鱼际交界处凹陷中。

操作方法：用一只手托住小儿除拇指外的四指，掌心向上，然后用另一只手的拇指或中指指端揉，揉100～300次/日。

功效：清热、镇惊，适用于湿热型腹泻患儿的调护。

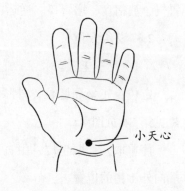

小天心

（3）运内八卦。

定位：位于掌心，以内劳宫穴为圆心，以内劳宫穴至指根的2/3为半径作圆。简单地说，就是以圆心到中指指根横纹为半径的圆。

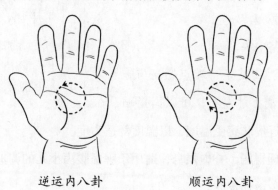

逆运内八卦　　　　　　顺运内八卦

运内八卦

操作方法：左手握住小儿除拇指外的四指，右手在小儿手掌内八卦做环形推动，运转 50 ~ 100 次。顺时针运转为顺运内八卦，逆时针运转为逆运内八卦。

功效：顺运内八卦能宽胸理气，止咳化痰，行滞消食。逆运内八卦能降胃气，消宿食，增胃口。逆运内八卦可以用于治疗食积所致的腹泻。

2.3 艾灸穴位

（1）足三里穴。

定位：正坐屈膝位，外膝眼直下 3 寸、距离胫骨前嵴 1 横指处是该穴。（见第 84 页图）

简单取穴：取坐位，用右手掌心按准右腿膝盖顶部，五指朝下，中指顶端向外 1 指的位置。

功效：调理胃肠，补虚强身。

（2）中脘穴。

定位：在前正中线上，脐中上 4 寸。

功效：调理脾胃。

（3）神阙穴。

定位：肚脐中央。

操作方法：将艾条一端点燃，与施灸部位皮肤距离 1 寸左右，可以拇指贴在施灸部位附近皮肤感受温度，以温度舒适为度。

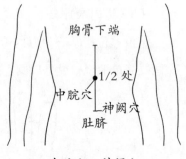

中脘穴、神阙穴

功效：调理胃肠，补虚强身，适用于脾虚腹泻小儿的调护。

注意：避免烫伤皮肤。

2.4 日常调护

（1）注意饮食卫生，食物要新鲜、清洁，不吃变质食物，不暴饮暴食。饭前便后勤洗手，厨房、食具要卫生。

（2）不宜在夏季和小儿患病时断奶，注意科学喂养。严重吐泻患儿暂时禁食。

（3）多锻炼，适时增减衣物，防止腹部受凉。

3 厌食

以较长时间厌恶进食、食量减少为主要症状，中医称为"厌食"。四季均可发作，夏季暑湿当令时高发或症状加重。城市儿童发病率高于农村儿童。厌食迁延不愈，可以使得患儿气血不足，抵抗力下降，从而影响生长发育。造成厌食的原因多是喂养不当、其他疾病影响消化功能、先天不足如早产或有先天疾病、情志失调等。要调理小儿厌食症，不在于补而在于运，我们要健运脾胃。

3.1 居家常备药物

可以适当服用助运消化的药物，如多酶片、食母片、多潘立酮片等。常用中成药有四君子颗粒、小儿健脾丸等。

3.2 食疗推荐

（1）山楂麦芽茶。

组成：山楂 10 克，生麦芽 10 克。

做法：山楂切片，与生麦芽一同放于杯中，热水冲泡，加盖闷 30 分钟左右，代茶饮用。

功效：消食导积，适用于食积、纳差等的调理。

（2）白术山药粥。

组成：白术 30 克，山药 30 克，生姜 10 克，瘦肉 50 克，大米适量。

做法：瘦肉切碎，与白术、山药、生姜和大米一起放入锅中，用文火煮成粥，调味服用。

功效：健脾益气，适用于脾气虚厌食小儿调理。

（3）甘露茶。

来源：《古今医方集成》。

组成：炒山楂 10 克，生谷芽 10 克，枳壳 10 克，姜厚朴 10 克，陈皮 10 克，普洱茶 30 克。

做法：将以上材料放入茶壶中，加热水冲泡 30 分钟，代茶饮用。

功效：开胃消食，顺气导滞，适用于治疗食积所致的厌食。

3.3 推拿按摩

（1）补脾土。

定位：在拇指的螺旋面。

操作方法：在拇指指面沿顺时针方向旋推 300 次。

功效：健运脾胃，助运消化。

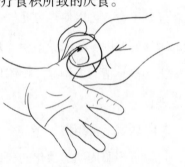

补脾土

（2）运内八卦。

定位：位于掌心，以内劳宫穴为圆心，以内劳宫穴至指根的 2/3 为半径作圆。简单地说，就是以圆心到中指指根横纹为半径的圆。（见第 139 页图）

操作方法：左手握住小儿除拇指外的四指，右手在小儿手掌内八卦做环形推动，运转 50 ~ 100 次。顺时针运转为顺运内八卦，逆时针运转为逆运内八卦。

功效：顺运内八卦能宽胸理气，止咳化痰，行滞消食。逆运内八卦能降胃气，消宿食，增胃口。

（3）揉足三里穴。

定位：正坐屈膝位，外膝眼直下3寸、距离胫骨前嵴1横指处是该穴。（见第84页图）

简单取穴：取坐位，用右手掌心按准右腿膝盖顶部，五指朝下，中指顶端向外1指的位置。

操作方法：用拇指指腹按揉穴位，以感觉酸胀为度，按揉3～5分钟。

功效：调理胃肠，补虚强身。

（4）揉中脘穴。

定位：在前正中线上，脐中上4寸。（见第91页图）

操作方法：用拇指在穴位做环形按揉，约10～15分钟。

功效：调理脾胃。

（5）捏脊。

操作方法：两手沿着脊柱两旁，用双手拇指指腹和食指中节靠拇指的侧面在小儿背部皮肤表面循序把皮捏起来，边提捏，边向前推进，由尾骶部捏到枕项部，重复3～5遍。

功效：调畅经络，促进气血运行，调整脏腑功能。可以改善消化不良和食欲不振、增强抵抗力等。

3.4 耳穴按压

取穴：脾、胃、肾、神门、皮质下。

操作方法：用胶布粘王不留行籽，贴于耳穴上，隔日1次，每次按压

10 ~ 15分钟，双耳轮换，以稍感疼痛为度。

3.5 日常调护

（1）纠正不良的饮食习惯，消除引起小儿精神刺激的因素。

（2）饮食定时，荤素搭配，不强迫进食，饭前勿食零食、糖果，鼓励多食蔬菜及粗粮。

（3）先从小儿喜欢的食物开始，诱导开胃，暂时不要考虑营养价值，待其食欲增进后再按营养需要调整食谱。

（4）切勿暴饮暴食，饭菜多样，尽量色香味俱全，促进食欲，并加强精神调护，保持良好情绪。

4 积滞

由于小儿喂养不当，乳食停聚中脘，积而不化，气滞不行，出现以饮食不振、食而不化、腹胀、腹痛、呕吐、嗳气酸腐、大便酸臭为主的症状，中医称为"积滞"。西医称为消化功能紊乱。一年四季都可以发病，以夏秋季常见。各年龄段均可发病，婴幼儿最常见。

4.1 居家常备药物

喂养不当、乳食内积患儿，可以服用小儿消食片；食积化热，伴有头汗多，喜冷饮，便秘者，可以服用清热化积颗粒、小儿七星茶或枳实导滞丸。

4.2 食疗推荐

（1）健脾消食茶。

组成：山药15克，莲子15克，山楂20克，麦芽15克，鸡内金30克。

做法：将以上材料煎煮后去渣，代茶饮用。

功效：补脾益气，消食开胃，适用于食欲不振、腹胀、口气臭、大便烂的小儿。

（2）山楂麦芽茶。

组成：山楂 10 克，生麦芽 10 克。

做法：山楂切片，与生麦芽一同放入杯中，热水冲泡，加盖闷 30 分钟左右，代茶饮用。

功效：消食导积，适用于食积、纳差或者大病初愈脾胃虚弱者的调理。

（3）小儿七星茶。

来源：《家庭医生》。

组成：薏苡仁 15 克，甘草片 6 克，山楂 10 克，生麦芽 15 克，淡竹叶 10 克，钩藤 10 克，蝉蜕 5 克。

做法：将以上材料煎煮 20 分钟后，去渣留汤，当茶饮用。

功效：健脾养胃，消食导滞，安神定志，适用于食欲不振、腹胀、呕吐、大便溏、多汗易惊、睡卧不宁等的患儿。

4.3 推拿按摩

（1）清补脾土。

定位：在拇指的螺旋面。（见第 138 页图）

操作方法：在拇指指面旋推，顺时针方向为补，逆时针方向为清。一般旋推 300 次。

功效：清脾土可以清热祛湿，补脾土可以健运脾胃、助运消化。

（2）运内八卦。

定位：位于掌心，以内劳宫穴为圆心，以内劳宫穴至指根的 2/3 为半径作圆。简单地说，就是以圆心到中指指根横纹为半径的圆。（见第 139 页图）

操作方法：左手握住小儿除拇指外的四指，右手在小儿手掌内八卦做顺时针环形推动，运转 50 ~ 100 次。顺时针运转为顺运内八卦，逆时针运转为逆运内八卦。

功效：顺运内八卦能宽胸理气，止咳化痰，行滞消食。逆运内八卦能降胃气，消宿食，增胃口。

（3）揉足三里穴。

定位：正坐屈膝位，外膝眼直下 3 寸、距离胫骨前嵴 1 横指处是该穴。（见第 84 页图）

简单取穴：取坐位，用右手掌心按准右腿膝盖顶部，五指朝下，中指顶端向外 1 指的位置。

操作方法：用拇指指腹按揉穴位，以感觉酸胀为度，按揉 3 ~ 5 分钟。

功效：调理胃肠，补虚强身。

（4）清天河水。

定位：从腕横纹到肘横纹。

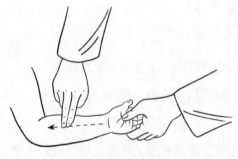

清天河水

操作方法：用食指、中指指面从腕横纹推至肘横纹，连续 100 次。如果从劳宫穴推至肘横纹，称为"大清天河"。

功效：清热凉血，利尿除烦，适用于食积化热出现腹部发热、头汗多、烦躁不安、便秘者。

（5）清大肠。

定位：在食指桡侧缘，自指尖至指根的一直线。

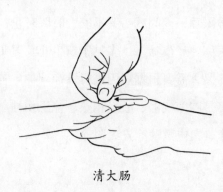

清大肠

操作方法：左手将小儿食指固定，右手拇指从指尖至指根来回推100次左右。

功效：清热、利湿、导滞。

注意：小儿严重腹泻时不宜用此法。

4.4 耳穴按压

取穴：脾、胃、大肠、神门、交感。

操作方法：用胶布粘王不留行籽，贴于耳穴上，隔日1次，每次按压10～15分钟，双耳轮换，以稍感疼痛为度。

4.5 日常调护

（1）患儿应暂时控制饮食，减少蛋白质和脂肪的摄入。

（2）日常喂食宜定时定量，易于消化，忌暴饮暴食。

（3）应根据小儿生长发育需求，逐渐给小儿添加辅食，按照循序渐进原则进行。

5 夜啼

小儿白天能安静入睡，夜间就啼哭不安，时哭时止，或每夜定时啼哭，甚至通宵啼哭，中医称为"夜啼"。多见于新生儿及婴儿。乳食不当、发热或其他疾病引起的啼哭，需要根据病因进行治疗调护。若夜间不明原因地反复啼哭，中医认为多是脾寒气滞、心经积热、惊恐伤神所致，可以用食疗、药物外用、推拿按摩、穴位敷贴等方法调理。

5.1 食疗推荐

灯心竹叶茶。

组成：灯心草 15 克，淡竹叶 10 克。

做法：将以上药物加水煎煮，去渣留汁，代茶饮用。

功效：清心除烦，适用于夜啼患儿，症见哭声响亮、哭时面红、烦躁不宁、身热、大便秘结、小便黄赤者。

注意：5 岁以下婴幼儿用药需谨慎，建议咨询儿科医师后使用。

5.2 药物外用

（1）灯心草粉外用。

组成：灯心草烧成灰末。

做法：将适量上述药末外涂在乳头上，让婴儿吸乳时吸入。

功效：清心除烦，适用于心经积热证患儿，症见哭声响亮、哭时面红、烦躁不宁、身热、大便秘结、小便黄赤者。

（2）艾叶外敷。

组成：艾叶 20 克，干姜 10 克。

做法：艾叶、干姜打粉或者研碎，炒热，用纱布包好，外敷于小儿腹部，可将药包从上至下反复在腹部推动。

功效：温经散寒，适用于脾寒气滞证患儿，症见哭声低弱、腹部喜按摩、四肢凉、食欲不振、大便烂、面色青白者。

5.3 推拿按摩

（1）揉小天心。

定位：手掌大鱼际和小鱼际交界处凹陷中。（见第139页图）

操作方法：用一只手托住小儿四指，掌心向上，然后用另一只手的拇指或中指指端揉，揉 100～300 次/日。

功效：清热、镇惊。

（2）揉足三里穴。

定位：正坐屈膝位，外膝眼直下 3 寸、距离胫骨前嵴 1 横指处是该穴。（见第 84 页图）

简单取穴：取坐位，用右手掌心按准右腿膝盖顶部，五指朝下，中指顶端向外 1 指的位置。

操作方法：用拇指指腹按揉穴位，以感觉酸胀为度，按揉 3～5 分钟。

功效：调理胃肠，补虚强身。

（3）揉神门穴。

定位：腕横纹尺侧端。（见第113页图）

操作方法：用拇指在穴位按压，使得穴位处有酸胀感。

功效：宁心安神。

5.4 艾灸神阙穴

定位：肚脐中央。（见第 140 页图）

操作方法：将艾条点燃后在神阙穴周围温灸，不触及皮肤，以皮肤潮红为度，约15分钟，每天1次，连灸7天。

功效：和胃理肠，固本培元，适用于脾寒气滞证患儿，症见哭声低弱、腹部喜按摩、四肢凉、食欲不振、大便烂、面色青白者。

5.5 日常调护

（1）保持周围环境安静，避免睡前看电视、听音响，不要大声喧哗，以免小儿受到惊吓。

（2）小儿啼哭不止，要注意查看是否饥饿、过饱、闷热、寒冷、虫咬，以及尿不湿、衣物刺激等导致，如检查衣服、被子上是否有异物刺伤皮肤，以尽早明确诊断。

（3）不要把小儿抱在怀中睡觉，不要通宵开启灯具，减少夜间哺乳次数，逐步让小儿养成良好的睡眠习惯。

妇科疾病

1 痛经

痛经是妇科常见病和多发病，尤其是未婚女青年及月经初期少女更为普遍，表现为女性经期或行经前后周期性下腹部疼痛，可以表现为胀痛、冷痛、灼痛、刺痛、隐痛、坠痛、绞痛、痉挛性疼痛、撕裂性疼痛，疼痛延至骶腰背部，甚至涉及大腿及足部。患者常常伴有乳房胀痛、肛门坠胀、胸闷烦躁、悲伤易怒、心惊失眠、头痛头晕、恶心呕吐、胃痛腹泻、倦怠乏力、面色苍白、四肢冰凉、冷汗淋漓、虚脱昏厥等症状，严重影响了广大女性的生活和工作，降低了生活质量。

痛经的病因很多，常见的有以下几种：子宫颈管狭窄；子宫发育不良；子宫位置极度后屈或前屈；精神因素如患者对疼痛过分敏感；子宫的过度或不正常收缩；妇科病如子宫内膜异位症、盆腔炎、子宫腺肌病、子宫肌瘤等；少女初潮，心理压力大或久坐导致气血循环变差、经血运行不畅、爱吃冷饮等；经期剧烈运动、受风寒湿冷侵袭；等等。

日常常见的诱发因素：①饮食习惯不好，过度思虑，三餐不定时，过度节食减肥，嗜食重口味食物等；②工作压力大，长期超负荷的工作会造成女性一直处于紧张状态，使得机体对疼痛过分敏感，会在经期出现痛经现象；③作息不规律，经常日夜颠倒，劳累过度，长期熬夜加班，这都会导致月经不调，引起痛经；④受寒，在经期，女性穿短裙、短裤受寒或过食生冷食物，会导致盆腔内的血管收缩，造成卵巢功能紊乱；⑤精神紧张。

1.1 居家常备药物

居家一般可以根据症状服用益母草口服液、田七痛经胶囊、散结镇痛胶囊等，若疼痛难忍，可以适当服用复方对乙酰氨基酚片缓解疼痛。

1.2 食疗推荐

（1）益母草煮鸡蛋。

组成：益母草 15 克，鸡蛋 1 个。

做法：将益母草与鸡蛋加水同煮，鸡蛋熟后去壳再煮片刻，去药渣，吃蛋饮汤。经前每天 1 次，连服 5 ~ 7 次。

功效：行气活血，适用于缓解气滞血瘀型痛经。

（2）红糖姜茶。

组成：红糖 15 克，生姜 20 克，大枣 5 枚。

做法：将大枣、生姜洗干净，生姜剁成姜蓉备用。在锅中加入适量的清水，随后放入大枣以及红糖，搅拌均匀后熬煮约 20 分钟，随后加入姜蓉，继续熬煮 5 分钟即可。每天代替茶水饮用，趁热服用效果更佳。

功效：温经散寒，健脾补血，适用于缓解寒凝血虚型痛经。

注意：普通患者月经期间不适合多吃；日常月经量少的人群，月经期间可以适量多服用。

（3）艾叶鸡蛋汤。

组成：鲜艾叶 250 克，鸡蛋 2 个，生姜适量。

做法：鲜艾叶洗净，生姜切丝备用。将鲜艾叶和生姜丝放入锅内加适量水煎煮 30 分钟，打入鸡蛋再煎煮 15 分钟，调味服用。

功效：温经散寒，化瘀止痛，适用于缓解寒凝血瘀型痛经。

（4）山楂大枣茶。

组成：山楂 15 克，大枣 5 枚，红糖 15 克，生姜 15 克。

做法：将大枣、山楂洗干净之后取出果核，和生姜一起放入锅中，加入适量的清水，中火煮沸后再用文火煎煮 10 分钟，最后放入红糖，搅拌均匀，趁热服用。建议在月经之前 5 天左右开始服用，并且每天早晚喝 1 次，等到月经结束之后 3 天停止，这为 1 个疗程。坚持服用 3 个疗程。

功效：健脾补血，活血化瘀。

（5）当归羊肉生姜汤。

组成：当归 15 克，羊肉 150 克，生姜 15 克。

做法：将所有材料洗干净，羊肉、生姜切片，然后将羊肉放入开水中焯一遍，再放入砂锅中，加入清水以及准备好的当归、生姜片，中火煮沸之后用文火慢炖，食用羊肉以及喝汤。在月经来临之前一周服用，可以每天 1 次。

功效：温阳补血，散寒活血。

注意：月经量多时慎服，当归具有活血的作用，如果在月经期间服用则容易导致月经量增多。

（6）当归炖鸡。

组成：当归 15 克，老母鸡半只，米酒、生姜、大葱、胡椒粉、食盐适量。

做法：将老母鸡宰杀干净，当归洗净，再将老母鸡放入砂锅，加入其他食材以及适量清水，大火煮沸，随后用文火慢慢炖煮约 1.5 小时，起锅之前撒上适量胡椒粉、食盐调味服用。

功效：补血、活血。

注意：建议在月经开始之前一周左右服用，月经偏多的时候要停用，避免月经量增加。

（7）桃仁赤小豆汤。

组成：桃仁15克，赤小豆30克，红糖适量。

做法：将桃仁、赤小豆加水煎煮30分钟，加入红糖调味服用。

功效：清热除湿，化瘀止痛。

（8）三七佛手延胡山楂汤。

组成：三七15克，佛手10克，延胡索10克，山楂15克，红糖适量。

做法：三七先加水煎煮半小时，再加入佛手、延胡索、山楂，用文火煮半小时，然后加少许红糖调味服用。从月经前两三天开始服用至月经第2天，每天1次。

功效：疏肝解郁，行气止痛，活血化瘀，适用于肝气郁滞型痛经患者。

1.3 推拿按摩

（1）按揉血海穴。

定位：屈膝，在大腿内侧，髌底内侧端上2寸，当股四头肌内侧隆起处。（见第95页图）

简单取穴：坐在椅子上，将腿绷直，在膝盖内侧会出现一个凹陷的地方，在凹陷的上方有一块隆起的肌肉，肌肉的顶端为该穴。

操作方法：用拇指指腹按揉穴位，以感觉酸胀为度，按揉2～3分钟。

功效：运化脾血，活血化瘀。

（2）按揉足三里穴。

定位：正坐屈膝位，外膝眼直下3寸、距离胫骨前嵴1横指处是该穴。

（见第 84 页图）

简单取穴：取坐位，用右手掌心按准右腿膝盖顶部，五指朝下，中指顶端向外 1 指位置。

操作方法：用拇指指腹按揉穴位，以感觉酸胀为度，按揉 3 ~ 5 分钟。

功效：强壮保健，健运脾胃。

（3）按揉三阴交穴。

定位：内踝尖上 3 寸（4 指宽度），胫骨后缘靠近骨边凹陷处。（见第 95 页图）

操作方法：用拇指指腹按揉穴位，以酸胀为度，按揉 2 ~ 3 分钟。

功效：健脾益血，调补肝肾。

1.4 中药沐足

组成：艾叶 200 克，生姜 150 克。

操作方法：将生姜拍扁后与艾叶一起放入锅中，加适量水煎煮 45 分钟，待水温慢慢下降到 30 ~ 40℃（注意不能往药水中加冷水）便可取药水沐足。将双腿浸入水中，水面高于足三里穴。建议夜间睡前沐足，在经期前一周开始泡，每天泡半小时，直至身上微微出汗。

功效：温经散寒，疏经通络。

1.5 日常调护

（1）疼痛时可以用热水袋外敷，如患者有下腹隐痛症状，可以用热水袋外敷下腹部缓解疼痛。

（2）经期要防寒保暖，避免淋雨、泡水，忌食生冷食品，膳食合理平衡。

（3）保持情绪稳定，精神愉悦，生活规律，劳逸结合，保证睡眠，避免熬夜。

（4）适度参加体育锻炼，但忌干重活及剧烈运动，特别是月经期不宜剧烈运动和提重物，应当劳逸结合，有条件者多卧床休息。

（5）进行性加重的痛经，需要及时到医院就医，做子宫附件彩超、检查 CA125 等，明确病因，对症治疗。

2　更年期综合征

妇女在绝经前后出现烘热面赤，进而汗出，精神倦怠，烦躁易怒，头晕目眩，耳鸣心悸，失眠健忘，腰背酸痛，手足心热，或伴有月经紊乱等与绝经有关的症状，西医称为"更年期综合征"，中医称为"经断前后诸证"，又称"经绝前后诸证"。这些症状发作次数和时间无规律性，病程长短不一，短者数月，长者可迁延数年以至十数年不等。另外，双侧卵巢切除或放疗、化疗后双侧卵巢功能衰竭者，也可出现更年期综合征的表现。

本病的发生与绝经前后的生理特点有密切关系。妇女 49 岁前后，肾气由盛渐衰，天癸由少渐至衰竭，冲任二脉气血也随之减少，在此生理转折时期，受内外环境的影响，如先天禀赋阴阳失衡，为气郁体质，性格多愁善感，有旧疾，或家庭、社会等环境改变，容易肾阴阳失调而发病。女性临近更年期，提前在思想和精神上做好充分准备、养生保健可以缓解症状。

2.1　居家常备药物

一般居家可根据各自症状选用六味地黄丸、知柏地黄丸、杞菊地黄丸、左归丸、右归丸等中成药，或者服用谷维素、维生素 E 等保健调理。

2.2　食疗推荐

（1）甘麦汤。

组成：小麦 30 克，大枣 10 枚，甘草 10 克。

做法：将以上药物放入砂锅中加水煎煮 30 分钟，代茶饮用。每日早晚各服 1 次。

功效：养心安神，适用于绝经前后伴有潮热出汗、烦躁心悸、忧郁易怒、面色无华者。

（2）莲子百合粥。

组成：莲子、百合、大米各 30 克。

做法：将以上材料加水同煮成粥。每日早晚各服 1 次。

功效：健脾养阴，宁心安神，适用于绝经前后伴有心悸不寐、健忘、肢体乏力、皮肤粗糙者。

（3）党参杞子炖瘦肉。

组成：党参 15 克，枸杞子 15 克，瘦肉 100 克，生姜适量。

做法：生姜切丝，瘦肉切块，生姜、瘦肉与党参、枸杞子一起放入炖盅，加适量水，隔水炖煮 1.5 小时，调味服用。

功效：健脾补肾，益气养血，适用于肾气亏虚，绝经前后伴有腰膝酸软、夜尿多、疲乏等症状者。

（4）红豆薏苡仁大枣粥。

组成：红豆 50 克，薏苡仁 30 克，大米适量，大枣 10 枚。

做法：将以上材料放入砂锅中，加适量水煮成粥，调味服用。每日可以服用 1 次。

功效：健脾祛湿，适用于更年期肢体水肿、皮肤松弛、关节酸痛者。

（5）杞枣汤。

组成：枸杞子、桑椹、大枣各 15 克，山药 30 克，瘦肉 50 克。

做法：瘦肉切块，与以上药物一起放入炖盅，加适量水，隔水炖熟，调味服用。每日 1 次。

功效：健脾养肾，益气补血，适用于更年期头晕目眩、食欲差、困倦乏力及面色苍白者。

（6）生地黄精粥。

组成：生地黄 30 克，制黄精 30 克，大米适量。

做法：将生地黄、制黄精加适量水煎煮 45 分钟，去渣留汁，将大米加水煎煮成粥，把药汁倒入粥中搅匀，再用文火煮 10 分钟，调味服用。每日 1 次。

功效：健脾养阴，适用于更年期头晕目眩、食欲差、困倦乏力及面色苍白者。

（7）酸枣仁粥。

组成：酸枣仁 30 克，大米适量。

做法：将酸枣仁洗净，水煎 30 分钟，去渣取汁，将大米煮成粥，倒入酸枣仁汁搅匀，再用文火煮 10 分钟，调味服用。每日 1 剂，连服 10 日为 1个疗程。

功效：养肝、宁心、安神，适用于缓解更年期精神失常、失眠、喜怒无常、面色无华、食欲欠佳等症。

（8）合欢花粥。

组成：合欢花（干品）30 克（或鲜品 50 克），大米适量，红糖适量。

做法：将合欢花、大米同放入锅中，加适量水，用文火煮至粥熟，放入红糖调味即可。每晚温热食用。

功效：安神解郁，活血养颜，利水消肿，适用于缓解更年期易怒忧郁、虚烦不安、健忘失眠等症。

2.3 推拿按摩

（1）按揉内关穴。

定位：伸臂仰掌，在掌后第一横纹正中直上2寸（约3横指），当掌长肌腱与桡侧腕屈肌腱之间处取穴。（见第79页图）

简单取穴：握拳，手臂内侧可见两条青筋突起，这两条青筋之间、腕横纹上3横指处即该穴。

操作方法：每次用拇指按压穴位50～100次，每天2次。

功效：宁心安神，理气止痛。

（2）按揉足三里穴。

定位：正坐屈膝位，外膝眼直下3寸、距离胫骨前嵴1横指处是该穴。（见第84页图）

操作方法：用拇指指腹按揉穴位，以感觉酸胀为度，按揉3～5分钟。

功效：强壮保健，健运脾胃。

（3）按揉三阴交穴。

定位：内踝尖上3寸（4指宽度），胫骨后缘靠近骨边凹陷处。（见第95页图）

操作方法：用拇指指腹按揉穴位，以感觉酸胀为度，按揉2～3分钟。

功效：健脾益血，调补肝肾。

（4）邓铁涛教授"腰擦上下强腰肾、双足旋握调血气、涌泉推擦聚肾元"。

动作要领：双手在后腰部由上而下推、摩各50次。右手握住左腿脚踝上部，进行旋转摩擦，左右交替，各100次。用手掌推擦足底涌泉穴，左右各100次。（见第52页图）

功效：固肾强腰，调节气血。

（5）按揉涌泉穴。

定位：在足底部，约当足底第 2、第 3 跖趾缝纹头端与足跟连线的前 1/3 与后 2/3 交点上。（见第 99 页图）

简单取穴：在足底部，蜷足时足前部凹陷处。

操作方法：用拇指指腹按揉穴位，以酸胀为度，按揉 3 ~ 5 分钟。

功效：养肾、降火。

2.4 敷贴疗法

选穴：双侧涌泉穴。

操作方法：将适量粗盐用纱布包裹成薄块状，敷两足心（涌泉穴），盖以纱布固定，每晚 1 次，次日早晨取下，5 ~ 7 天为 1 个疗程。

功效：引火归元，清热降火。

2.5 耳穴压豆按摩

选穴：肾、心、肝、胆、神门、内分泌。

操作方法：将王不留行籽贴于耳穴上，用胶布固定，每穴用拇指、食指对捏，以中等力量和速度按压 40 次，使耳郭轻度发热、发痛。每日自行按压 3 ~ 5 次，每次 5 分钟，以产生酸麻胀痛感为度。

疗程：两耳穴交替贴压，3 天一换，10 天为 1 个疗程。

2.6 艾灸涌泉穴、气海穴、关元穴

定位：

①涌泉穴：在足底部，约当足底第 2、第 3 跖趾缝纹头端与足跟连线的前 1/3 与后 2/3 交点上。（见第 99 页图）

②气海穴：位于腹部正中线，肚脐下 1.5 寸（约比 1 拇指宽半指）。

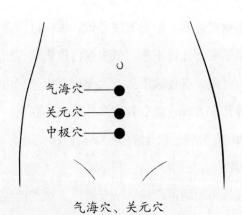

气海穴、关元穴

③关元穴：在下腹部，在前正中线上，肚脐下3寸（约4横指宽度）。

操作方法：取俯卧位或坐位，将艾条点燃后放于穴位上方，在距离皮肤2～3厘米处进行艾灸，以局部有温热感而无灼痛感为宜，一般每次灸10～15分钟，以局部潮红为度。隔日1次。

功效：补肾益气，固本归元。

2.7　日常调护

（1）调节情志，保持心情愉悦，寻找兴趣爱好，怡情养性。

（2）增强户外锻炼，可以适当进行八段锦、太极拳、瑜伽、五禽戏等锻炼。

（3）控制体重，均衡饮食，避免过于肥腻，多食用新鲜蔬菜、瓜果。

（4）生活起居规律，避免熬夜，戒烟戒酒。

3　带下病

带下病，中医亦称"带下"，指妇女白带（即阴道分泌物）增多，连绵不断，或色泽、气味和质地等改变的疾病。多由肾虚、脾弱、肝郁导致的带脉失调，冲任不固，或经产期感受外邪，湿毒下注所致。临床以脾虚、肾虚、湿热下注多见。日常患者多见带下连绵不断、量多色白或色黄、质黏稠、无臭或气味秽臭，阴部瘙痒，可以伴有食欲不振、大便烂、面色㿠白等脾虚表现，或者腰酸乏力、尿频等肾虚表现；湿热者则多伴有口苦咽干、便秘、小便黄赤等症。西医学中的阴道炎、宫颈炎、盆腔炎、子宫内膜炎等均可以引起带下病。

3.1 居家常备药物

一般居家可以选外用的阴道洗液清洁及治疗，如高锰酸钾溶液、妇炎洁洗液、小苏打洗液、红核洗液等。但对于细菌感染引起的带下病，需要在专科医师建议下使用阴道栓剂。

3.2 食疗推荐

（1）木棉花粥。

组成：干木棉花 30 克，大米适量。

做法：将木棉花、大米加适量水煮成粥，调味服用。

功效：清热祛湿，适用于细菌性阴道炎，症状见白带黄臭者。

（2）茯苓粥。

组成：茯苓 30 克，大米适量。

做法：将茯苓研成粉末备用，大米加水煮成粥，将茯苓粉加入粥中搅匀，调味服用。

功效：健脾祛湿，适用于脾虚湿热的患者。

（3）白果鸡蛋汤。

组成：白果 20 克，鸡蛋 2 个。

做法：将白果与鸡蛋放入锅中，加水煮 30 分钟，鸡蛋去壳后再放入汤中煮 15 分钟，调味后食蛋喝汤。

功效：扶正补气，涩精止带，适用于冲任不固、肾虚带下淋漓不断者。

（4）三仁汤。

组成：白果（连壳，稍打破）10个，薏苡仁50克，冬瓜子50克。

做法：将以上材料加水煎煮40分钟，喝汤。每日服1次。

功效：清热祛湿，涩精止带。

（5）山药莲子粥。

组成：鲜山药250克，莲子（去心）50克，大米适量。

做法：将鲜山药洗净切块，与莲子、大米一起加适量水煮成粥，调味服用。

功效：健脾补肾，清热祛湿，适用于脾肾虚弱兼夹有湿者。

（6）扁豆止带煎。

组成：白扁豆、山药、芡实各30克，红糖适量。

做法：白扁豆用水浸透并去皮，同山药、芡实加水共煮至熟，加适量红糖。每日服2次。

功效：健脾祛湿止带，适用于脾虚带下的调治。

3.3 推拿按摩

（1）按摩气海穴、关元穴。

定位：

①气海穴：位于腹部正中线，肚脐下1.5寸（约比1拇指宽半指）。

②关元穴：在下腹部，在前正中线上，肚脐下3寸（约4横指宽度）。

（见第161页图）

操作方法：手掌先搓热，按摩小腹部气海穴、关元穴区域，顺时针按摩，力度深沉、缓慢。然后用拇指按揉关元穴、气海穴各5分钟。

功效：补肾益气。

（2）按揉足三里穴。

定位：正坐屈膝位，外膝眼直下 3 寸、距离胫骨前嵴 1 横指处是该穴。（见第 84 页图）

操作方法：用拇指指腹按揉穴位，以感觉酸胀为度，按揉 3 ~ 5 分钟。

功效：强壮保健，健运脾胃。

（3）按揉三阴交穴。

定位：内踝尖上 3 寸（4 指宽度），胫骨后缘靠近骨边凹陷处。（见第 95 页图）

操作方法：用拇指指腹按揉穴位，以感觉酸胀为度，按揉 2 ~ 3 分钟。

功效：健脾益血，调补肝肾。

3.4　中药熏洗

组成：地肤子 30 克，蛇床子 30 克，苦参 30 克，黄柏 30 克，百部 15 克，艾叶 20 克。

操作方法：将以上药物加足量水煎煮 45 分钟，去渣留药汁，放入浴盆，待自然冷却到适宜温度时，患者将外阴浸泡于药液中约 20 分钟，每天 1 次，连续 7 天。

功效：清热祛湿，止痒杀虫。

注意：

①对以上药物过敏者禁用。

②浴盆、毛巾属于私人物品，不要与家人混用，同时保持浴盆与毛巾清洁。

③熏洗结束后无须用清水清洗，只需用清洁毛巾擦干。

④水温不宜过高，避免烫伤。

⑤月经期、有阴道出血症状、盆腔炎急性发作期不宜坐浴。

⑥熏洗期间感觉身体不适时立即停止，测量脉搏和心率。

⑦调控室内温度。

3.5 日常调护

（1）白带如色白无臭味、量不多、不伴症状，属正常生理现象，无须过度紧张。

（2）注意饮食均衡，避免过于肥腻，少食辛辣、煎炸食物，戒烟戒酒。

（3）赤带是阴道内流出红色而黏浊的分泌物，赤带有腥臭味者，首先应查明原因，排除妇科肿瘤可能，可到医院进行妇科检查、子宫附件彩超检查及分泌物化验等。对于伴有宫颈接触性出血的，应积极治疗，定期进行宫颈癌筛查。

五官科疾病

1 变应性鼻炎（过敏性鼻炎）

变应性鼻炎即过敏性鼻炎，是指以突然和反复发作的鼻痒、打喷嚏、流清涕、鼻塞等为主要特征的鼻病。从西医学的角度讲，变应性鼻炎的发生是因为接触了变应原（即过敏原），常见的变应原有螨虫、粉尘、真菌、羽毛、棉絮、宠物皮屑、花粉、牛奶、鸡蛋、海鲜或某些化妆品、染料、化纤织物、化学制剂等。于中医而言，鼻炎喷嚏连连和肺、脾、肾的关系最为密切。

1.1 居家常备药物

一般居家根据各自症状可以选用辛芩颗粒、苍耳子散、通窍散、鼻炎康片等调治。同时过敏症状明显者，可酌情服用氯雷他定片或马来酸氯苯那敏片。

1.2 食疗推荐

（1）辛夷花煲瘦肉汤。

组成：辛夷花 20 克，瘦肉 150 克，食盐适量。

做法：将瘦肉洗净切块后，加入适量的水与辛夷花同煮 1 小时，最后加适量食盐，调味服用。

功效：祛风、通窍，适用于调治各种鼻炎引起的鼻塞、头痛等症状。

（2）太子参瘦肉汤。

组成：太子参 50 克，瘦肉 100 克，生姜适量。

做法：将瘦肉洗净切块，生姜切片，与太子参一起放入锅中煮成汤。

功效：益气养肺，适用于肺脾气虚型慢性鼻炎、反复感冒、气短、疲乏者。

（3）黄芪粥。

组成：黄芪 30 克，大米适量。

做法：将黄芪加水煎煮 30 分钟，去渣留汁。将大米煮成粥，加入药汁搅匀，再煮 10 分钟，调味服用。一般晨起空腹服用效果佳。

功效：益气固表，适用于气虚不足的慢性鼻炎、慢性荨麻疹患者。

（4）黄芪莲子煲猪肺汤。

组成：黄芪 30 克，莲子 30 克，猪肺 1 个，姜片适量。

做法：将猪肺洗净切块，加入黄芪、莲子及姜片，煮 1.5 小时即可调味服用。

功效：补脾益气，升阳固表，适用于调治肺脾气虚引起的反复鼻塞、多痰、嗅觉减退等。

注意：避免外感期间食用此汤，否则容易延误病情。

（5）猪腰汤。

组成：猪腰（即猪肾）2个，枸杞子15克，大枣15克，生姜适量。

做法：猪腰去膜洗净切片，生姜切丝，将猪腰、枸杞子、大枣和生姜丝一起加水煮45分钟，调味服用。若患者素体阳虚，多见手脚容易冰冷、怕冷、腰酸，可以在汤中放入适量胡椒粉。

功效：健脾益肾，补阳固本。

（6）粉葛瘦肉汤。

组成：鲜粉葛500克，瘦肉200克，食盐适量。

功效：将鲜粉葛去皮洗净切块，加入适量清水与瘦肉煮1.5小时左右，加入食盐调味服用。

功效：生津止渴，发表退热，适用于调治秋燥和急性过敏性鼻炎发作引起的鼻腔干燥、灼热感、鼻内发痒，频发喷嚏等症状。

注意：粉葛应选用鲜品，而非入药用的干品。

（7）川芎白芷炖鱼头。

组成：川芎10克，白芷10克，鳙鱼头1个，生姜、食盐适量。

做法：将鳙鱼头洗净斩件，生姜切片，加入川芎、白芷及生姜片，加水炖煮1小时左右，加入食盐调味服用。

功效：祛风散寒，疏经通窍，适用于调治体质虚寒、抵抗力差引起的反复头晕头痛、鼻塞、流涕等症状，对于长期待在空调房间或秋冬受冷风侵袭、产后或月经期受寒者尤为适合。

1.3 推拿按摩

（1）邓铁涛教授保健法：按太阳、捏鼻梁、顺迎香，以防感冒。

动作要领：双手拇指顺时针、逆时针按揉两侧太阳穴各10次；拇指和食指提捏鼻梁山根（即两眼内眦连线中点与印堂之间斜坡上），左右手各10

次；双手握虚拳，以拇指侧从印堂往迎香穴自上而下顺揩 50 次。（见第 46 页图）

功效：疏风、通窍、利鼻。

（2）按摩鼻部穴位。

定位：

①迎香穴：在鼻翼外缘中点旁开，当鼻唇沟中。

②攒竹穴：在面部，当眉头凹陷中，眶上切迹处。

③太阳穴：眉梢与目外眦之间，向后约 1 横指的凹陷处。

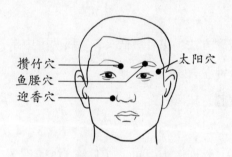

迎香穴、攒竹穴、太阳穴

操作方法：先将双手大鱼际相互搓至发热，再贴于鼻梁两侧，自鼻根至迎香穴反复摩擦至局部发热，再以两手食指按揉鼻翼旁迎香穴 20 次，令表里俱热，再由攒竹穴向太阳穴推按至感觉发热。每日 2 ~ 3 次。

功效：疏风、通窍、利鼻。

（3）揉合谷穴。

定位：在第一、第二掌骨之间，一手拇指、食指张开，以另一手的拇指关节横纹放在虎口上，虎口与第一、第二掌骨结合部连线的中点即该穴。（见第 76 页图）

操作方法：用拇指按揉，以感觉酸胀为度，按揉 1 ～ 2 分钟，两手交替。

功效：疏风解表，疏经通络。

（4）揉风池穴。

定位：后颈部，后头骨下，两条大筋外缘两旁凹陷处，与耳垂平行。（见第 83 页图）

操作方法：

①患者自我按摩方法：正坐，举臂抬肘，肘约与肩同高，屈肘向头，双手置于耳后，掌心向内，指尖朝上，四指轻扶头两侧，拇指指腹按揉穴位，按揉 5 分钟左右。

②家属协助按摩方法：患者微低头，家属两手中指、食指按揉头后两侧风池穴，按揉 5 分钟左右。

功效：提神醒脑，疏风开窍。

（5）捏揉印堂穴。

定位：在额头，在两眉头中间。（见第 113 页图）

操作方法：用中指指腹按揉穴位 2 分钟，再用右手拇指、食指捏起两眉间的皮肤稍向上拉，提拉 50 次。早晚各 1 次。

功效：宁心安神，明目通窍。

（6）睡前保健按摩。

定位：

①足三里穴：正坐屈膝位，外膝眼直下 3 寸、距离胫骨前嵴 1 横指处是该穴。（见第 84 页图）

②三阴交穴：内踝尖上 3 寸（4 指宽度），胫骨后缘靠近骨边凹陷处。（见第 95 页图）

③涌泉穴：在足底部，约当足底第 2、第 3 跖趾缝纹头端与足跟连线的前 1/3 与后 2/3 交点上。（见第 99 页图）

简单取穴：在足底部，蜷足时足前部凹陷处。

操作方法：每晚睡觉前，自行按摩足底涌泉穴至发热，并辅以按摩两侧足三里穴、三阴交穴各 5 分钟。

功效：健脾养胃，益气养阴，强壮固表。

1.4 日常调护

（1）避免接触过敏原。对花粉过敏者，在相应花粉致敏季节，避免接触花粉；对动物皮毛过敏者，避开动物皮毛；对海鲜过敏者，不接触过敏食物如鱼虾等。

（2）减少室内的尘螨数量，保持室内湿度适宜，及时清洁地毯、床上用品、窗帘、空调等，使用有滤网的空气净化机、吸尘器等。

（3）平时注意保暖，因为过敏性鼻炎患者受寒容易加重病情，所以日常需要及时增减衣物，天冷时戴上帽子、口罩等，不要在空调房久待。

（4）锻炼身体，增强体质。可以进行八段锦、太极拳、五禽戏等锻炼。

2　慢性鼻炎

慢性鼻炎是鼻黏膜及黏膜下层的慢性炎症。其主要特点是经常鼻塞，多呈间歇性或交替性，亦可呈持续性，病程较长，可伴有少量流涕、嗅觉减退等。慢性鼻炎可分为慢性单纯性鼻炎和慢性肥厚性鼻炎，前者是以鼻黏膜肿胀、分泌物增多为特征的鼻黏膜慢性炎症，后者是以黏膜、黏膜下层甚至骨质的局限性或弥漫性增生肥厚为特点的鼻腔慢性炎症。后者多由前者发展而来。

2.1 居家常备药物

一般居家可短期使用芳香通窍的滴鼻剂，部分加入了麻黄碱等血管收缩剂的滴鼻药物不宜长期使用。平素可以根据自身体质选用健脾益气的中成药如玉屏风散、四君子丸、辛夷鼻炎丸、补中益气丸、参苓白术散等保健调理。但中医讲求辨证论治，因此建议在医师指导下使用。

2.2 食疗推荐

（1）枣姜汤。

组成：大枣（去核）500 克，生姜 50 克，甘草 60 克。

做法：以上材料可以研成末，每日晨起空腹用滚水冲服 10 克左右。或者将以上材料放入养生壶中，加适量水煎煮，去渣留汁，代茶饮用。

功效：补中益气，散寒通窍，适用于调治肺脾气虚之慢性鼻炎。

（2）太子参瘦肉汤。

组成：太子参 50 克，瘦肉 100 克，生姜适量。

做法：瘦肉洗净切块，生姜切片，将太子参、瘦肉和生姜一起放入锅中煮成汤。

功效：益气养肺，适用于调治肺脾气虚之慢性鼻炎。

（3）桃仁大枣汤。

组成：桃仁 10 克，大枣 30 克，糖适量。

做法：桃仁与大枣先冷水浸泡 30 分钟，再放入锅中，加适量水煎煮45 分钟，加适量糖饮用。

功效：补血活血，适用于调治血瘀型鼻炎。

（4）百合冰糖水。

组成：百合 250 克，冰糖适量。

做法：百合去皮衣，加水煮至酥，加冰糖调味食用。

功效：补肺益气，适用于肺气虚鼻炎伴气短乏力、胸闷者。

（5）猪腰汤。

组成：猪腰（即猪肾）2个，枸杞子15克，大枣15克，生姜适量。

做法：猪腰去膜洗净切片，生姜切丝，将猪腰、枸杞子、大枣和生姜一起加水煮45分钟，调味服用。若患者素体阳虚，多见手脚容易冰冷、怕冷、腰酸，可以在汤中放入适量胡椒粉。

功效：健脾益肾，补阳固本。

2.3 推拿按摩

（1）邓铁涛教授保健法：按太阳、捏鼻梁、顺迎香，以防感冒。

动作要领：双手拇指顺时针、逆时针按揉两侧太阳穴各10次；拇指和食指提捏鼻梁山根（即两眼内眦连线中点与印堂之间斜坡上），左右手各10次；双手握虚拳，以拇指侧从印堂往迎香穴自上而下顺揩50次。（见第46页图）

功效：疏风、通窍、利鼻。

（2）鼻部按摩。

定位：

①迎香穴：在鼻翼外缘中点旁开，当鼻唇沟中。

②攒竹穴：在面部，当眉头凹陷中，眶上切迹处。

③太阳穴：眉梢与目外眦之间，向后约1横指的凹陷处。（见第169页图）

操作方法：先将双手大鱼际相互搓至发热，再贴于鼻梁两侧，自鼻根至迎香穴反复摩擦至局部发热，再以两手食指按揉鼻翼旁迎香穴20次，令表里俱热，再由攒竹穴向太阳穴推按至感觉发热。每日2～3次。

功效：疏风、通窍、利鼻。

（3）揉合谷穴。

定位：在第一、第二掌骨之间，一手拇指、食指张开，以另一手的拇指关节横纹放在虎口上，虎口与第一、第二掌骨结合部连线的中点即该穴。（见第 76 页图）

操作方法：用拇指按揉，以感觉酸胀为度，按揉 1 ~ 2 分钟，两手交替。

功效：疏风解表，疏经通络。

（4）揉风池穴。

定位：后颈部，后头骨下，两条大筋外缘两旁凹陷处，与耳垂平行。（见第 83 页图）

操作方法：

①患者自我按摩方法：正坐，举臂抬肘，肘约与肩同高，屈肘向头，双手置于耳后，掌心向内，指尖朝上，四指轻扶头两侧，拇指指腹按揉穴位，按揉 5 分钟左右。

②家属协助按摩方法：患者微低头，家属两手中指、食指按揉头后两侧风池穴，按揉 5 分钟左右。

功效：提神醒脑，疏风开窍。

（5）按揉足三里穴。

定位：正坐屈膝位，外膝直下 3 寸、距离胫骨前嵴 1 横指处是该穴。（见第 84 页图）

操作方法：用拇指指腹按揉穴位，以感觉酸胀为度，按揉 3 ~ 5 分钟。

功效：强壮保健，预防鼻炎。

2.4 日常调护

（1）加强锻炼，增强体质，根据四时季节天气变化适时增减衣物，避免受寒感冒，积极预防伤风鼻塞。

（2）戒烟戒酒，日常饮食均衡，注意饮食卫生和环境保护，避免粉尘长期刺激。

（3）注意不要抠鼻，以免损伤鼻腔黏膜。

3 鼻咽癌放疗后

鼻咽癌是指发生于鼻咽部的恶性肿瘤，临床以涕中带血、耳堵塞感、耳鸣耳聋、鼻塞、头痛、颈部恶性淋巴结等为主要表现，好发于广东、广西、福建、湖南等地区，是我国高发肿瘤之一，发病率为头颈部肿瘤之首。男性发病率为女性的 2 ~ 3 倍，40 ~ 50 岁为高发年龄。EB 病毒检查可作为鼻咽癌诊断的辅助指标。本病治疗上多采用中西医结合治疗，以放疗为首选治疗方法，部分患者可用化疗。放疗、化疗后，鼻咽癌患者全身和局部抵抗力下降，出现一系列不良反应，日常可以通过中医调理。

3.1 居家常备药物

一般居家可以根据各自症状合理用药，例如：脾虚者，可用补中益气丸、归脾丸或六君子丸；阴虚者，可服六味地黄丸、知柏地黄丸或杞菊地黄丸；阳虚者，可用肾气丸、左归丸或右归丸；等等。

3.2 食疗推荐

（1）无花果瘦肉汤。

组成：鲜无花果 150 克（或干品 60 克），瘦肉 150 克。

做法：将瘦肉洗净切块，与无花果一起放入锅中加适量水煮1小时，调味食用，喝汤吃肉。

功效：健脾和胃，消肿解毒，适用于鼻咽癌放疗后口干咽痛者。

（2）太子参瘦肉汤。

组成：太子参50克，瘦肉100克，生姜适量。

做法：瘦肉洗净切块，生姜切片，与太子参一起放入锅中煮成汤。

功效：益气养阴，适用于鼻咽癌放疗后肺脾气虚、气阴不足者。

（3）西洋参黄芪茶。

组成：西洋参5克，黄芪3克，丹参3克。

做法：将以上材料研成粉或者切片，放入杯中加入开水，加盖焖10分钟后饮用。

功效：益气养阴，适用于鼻咽癌放疗后气阴不足，症见咽干、乏力者。

（4）山药莲子薏苡仁汤。

组成：山药30克，莲子（去心）30克，薏苡仁30克。

做法：将以上材料放入养生壶，加适量水，慢火煮45分钟，加白糖适量调味。每日1次，连服15天。

功效：健脾益气，清心安神，适用于各期鼻咽癌属脾虚者。

（5）养津饮。

组成：雪梨100克，芦根50克，天花粉25克，玄参25克，麦冬15克，生地黄15克，桔梗15克，杭菊花20克。

做法：将以上材料加水煎煮45分钟，去渣取汁。每日1次。

功效：滋阴生津，凉血利咽，适用于鼻咽癌放疗、化疗后津液亏损、口舌干燥者。

（6）白果大枣粥。

组成：白果 25 克，大枣 20 克，糯米 50 克。

做法：将白果、大枣、糯米共同煮粥即成。早晚空腹温服。

功效：解毒消肿，健脾补虚，适用于鼻咽癌放疗后脾虚者。

（7）五味子炖瘦肉。

组成：五味子 50 克，瘦肉 100 克。

做法：瘦肉洗净切块，与五味子一起放入炖盅，隔水炖煮 1 小时，调味服用。肉、药、汤俱服。

功效：补肺益肾，止咳平喘，适用于肾虚型鼻咽癌患者。

3.3 推拿按摩

（1）按揉合谷穴。

定位：在第一、第二掌骨之间，一手拇指、食指张开，以另一手的拇指关节横纹放在虎口上，虎口与第一、第二掌骨结合部连线的中点即该穴。（见第 76 页图）

操作方法：用拇指按揉，以感觉酸胀为度，按揉 1 ~ 2 分钟，两手交替。

功效：疏经通络，健脾和胃。揉合谷穴可以治疗头面病症。

（2）按揉足三里穴。

定位：正坐屈膝位，外膝眼直下 3 寸、距离胫骨前嵴 1 横指处是该穴。（见第 84 页图）

操作方法：用拇指指腹按揉穴位，以感觉酸胀为度，按揉 3 ~ 5 分钟。

功效：强壮保健，健运脾胃。

（3）按揉照海穴。

定位：位于足内侧，内踝尖下方凹陷处。

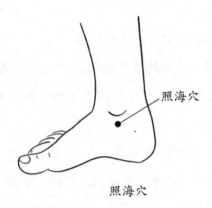

照海穴

操作方法：用拇指按揉，以感觉酸胀为度，按揉1～2分钟，两手交替。

功效：滋阴降火。

（4）按揉涌泉穴。

定位：在足底部，约当足底第2、第3跖趾缝纹头端与足跟连线的前1/3与后2/3交点上。（见第99页图）

简单取穴：在足底部，蜷足时足前部凹陷处。

操作方法：用拇指指腹按揉穴位，以感觉酸胀为度，按揉3～5分钟。

功效：养肾、降火。

3.4 艾灸足三里穴、合谷穴

定位：足三里穴、合谷穴定位如上。

操作方法：取坐位，家属将艾条点燃后分别悬放于足三里穴、合谷穴上方，在距离皮肤2～3厘米处进行艾灸，以局部有温热感而无灼痛感为宜，一般每次灸10～15分钟，以局部潮红为度。

功效：健脾、降火。

3.5 放疗、化疗后不适症状处理

（1）放疗、化疗后局部疼痛。

组成：冰片 50 克，75% 酒精 100 毫升。

操作方法：将冰片研末，加入酒精中浸泡约 1 小时。用棉签点药液后外涂疼痛部位。每日 3 ～ 5 次。

功效：消肿、解毒、止痛。

（2）放射性皮炎。

组成：白矾水，三黄软膏，珍珠粉。

操作方法：外用白矾水清洗，然后外涂三黄软膏。若皮损有渗液，再外敷珍珠粉。

功效：清热解毒，消肿止痛，收敛生肌。

（3）放疗、化疗后鼻腔干燥。

操作方法：对于放疗、化疗后鼻咽黏膜萎缩、干燥痂多者，可用滋养润燥的滴鼻液滴鼻，如复方薄荷油。

（4）口腔黏膜溃疡。

组成：金银花 20 克，连翘 6 克，生甘草 6 克。

做法：将以上材料加水煎煮 30 分钟，去渣留汁，用以上药液含漱口腔。每天 3 ～ 5 次。

功效：清热、解毒、止痛。

3.6 日常调护

（1）鼻咽癌与家族遗传、EB 病毒感染有一定的关系。开展肿瘤筛查，特别是鼻咽癌高发地区人群、有家族史人群，可以定期进行 EB 病毒抗体检测、五官检查、鼻咽镜检查或头颅鼻咽 MR 检查等，争取早发现早治疗。

（2）注意情志调节，解除思想顾虑，消除恐惧心理，保持心情愉悦舒畅，为治疗和康复创造有利条件。

（3）注意环境卫生，多种化学物质，如亚硝胺类、多环烃类及微量元素镍等与鼻咽癌的发生有一定的关系，避免接触以上化学物质，不宜长期待在空气污染较严重的环境中。

（4）戒烟限酒，忌食辛辣等刺激性的食物。忌食有毒、发霉食品。多食新鲜蔬菜、水果等含有大量维生素的食物。少吃或不吃咸鱼、腌肉等。

（5）及早治疗鼻咽部疾病，以免迁延日久转化为癌。

（6）适度运动，防过劳过逸，增强抵抗力。

（7）鼻咽癌放疗、化疗期间的饮食应该选择容易消化、新鲜美味的食物，如富含蛋白质、维生素、氨基酸的营养物质。可经常口含话梅、橄榄、青梅、无花果等，以刺激唾液分泌，减轻干燥症状。

4 慢乳蛾（慢性扁桃体炎）

慢乳蛾是指以反复发作咽痛或有异物感，扁桃体肿大或干瘪，或有脓点为特征的疾病，相当于西医学中的慢性扁桃体炎。慢性扁桃体炎多由急性扁桃体炎反复发作转化而成，常伴有咽部不适、异物感、发干、咽喉痒、刺激性咳嗽、口臭等症状。

4.1 居家常备药物

一般居家可以根据各自症状含服玄麦甘桔含片、金嗓子喉片、金嗓清音丸、咽立爽等；或者用中药煎水含漱，如金银花、菊花等。也可以服用中成药，如实热证者可口服抗病毒口服液、双黄连口服液、清热消炎宁、咽喉饮、喉疾灵片、克感利咽口服液等清热药，阴虚者可服利咽灵片，肺脾气虚者可用六君子丸、百令胶囊等。

4.2 食疗推荐

（1）苦瓜汤。

组成：苦瓜 500 克，瘦肉 200 克，生姜适量。

做法：苦瓜挖去瓤后切块，瘦肉切片，生姜切丝。将苦瓜、瘦肉与生姜放入锅内，加适量水煮 45 分钟，调味服用。

功效：清热解毒，适用于实热证者。

（2）百合汤。

组成：鲜百合 20 克，桑叶 10 克。

做法：先将桑叶加水煎煮 20 分钟，去渣留汁；鲜百合去衣，加桑叶所煎出的汁，合煮为汤。每日 1 次。

功效：养阴清肺，生津润燥，适用于肺阴亏虚型患者。

（3）银花薄荷茶。

组成：金银花 200 克，薄荷 200 克，胖大海 50 克，蒲公英 200 克。

做法：将以上材料加适量水煎煮 15 分钟，去渣留汁，代茶饮用。或者将以上药物放入茶壶，倒入沸水，加盖闷 10 分钟，代茶饮用。

功效：清热解毒，消炎止痛，适用于实热证者，症见咽喉肿痛、口渴喜饮、便秘者。

（4）五汁饮。

组成：雪梨 100 克，甘蔗 100 克，荸荠 100 克，莲藕 100 克，新鲜芦根 100 克。

做法：将以上材料榨汁混合，每日饮用。

功效：滋阴降火，清利咽喉，适用于肾阴虚损型患者。

（5）雪梨川贝炖冰糖。

组成：雪梨1个，川贝3克，冰糖适量。

做法：雪梨去心，川贝放入雪梨空心内，加入冰糖适量，共放碗内加盖，隔水炖熟服食。

功效：滋阴润肺。

（6）石榴汁。

组成：鲜石榴2～3个。

做法：将鲜石榴去核，截取果肉并捣碎，加适量开水，浸泡半小时即成。一日数次，含汁漱口，也可饮用。

功效：敛阴润肺，清热杀菌。

（7）罗汉果茶。

组成：罗汉果10克。

做法：将罗汉果放入杯中，加开水并盖上盖子闷5分钟。

功效：滋阴润肺。

4.3 推拿按摩

（1）按摩天突穴。

定位：位于颈部，当前正中线上，两锁骨中间，胸骨上窝中央。（见第60页图）

操作方法：按压时头微屈，放松颈前肌肉，用一手拇指向下（向足部方向）抠按，持续2～3分钟。

功效：可缓解咽喉不适。

注意：如向后（颈椎方向）按压天突穴，会刺激咽喉，引起咳嗽或呕吐，因此要向足部方向按压。

（2）按揉合谷穴。

定位：在第一、第二掌骨之间，一手拇指、食指张开，以另一手的拇指关节横纹放在虎口上，虎口与第一、第二掌骨结合部连线的中点即该穴。（见第 76 页图）

操作方法：用拇指按揉，以感觉酸胀为度，按揉 1 ～ 2 分钟，两手交替。

功效：疏经通络。按揉合谷穴主治头面病症。

（3）按揉照海穴。

定位：位于足内侧，内踝尖下方凹陷处。（见第 178 页图）

操作方法：用拇指按揉，以感觉酸胀为度，按揉 1 ～ 2 分钟，两手交替。

功效：滋阴降火。

（4）按揉涌泉穴。

定位：在足底部，约当足底第 2、第 3 跖趾缝纹头端与足跟连线的前 1/3 与后 2/3 交点上。（见第 99 页图）

简单取穴：在足底部，蜷足时足前部凹陷处。

操作方法：用拇指指腹按揉穴位，以感觉酸胀为度，按揉 3 ～ 5 分钟，两脚交替。

功效：养肾、降火。

4.4 敷贴疗法

选穴：双侧涌泉穴。

操作方法：将适量粗盐用纱布包裹成薄块状，敷两足心（涌泉穴），盖以纱布固定，每晚 1 次，次日早晨取下，5 ～ 7 天为 1 个疗程。

功效：引火归元，清热降火。

4.5 艾灸三阴交穴

定位：内踝尖上3寸（4指宽度），胫骨后缘靠近骨边凹陷处。（见第95页图）

操作方法：患者取坐位，家属将艾条点燃后放于三阴交穴上方，在距离皮肤2~3厘米处进行艾灸，以局部有温热感而无灼痛感为宜，一般每次灸10~15分钟，以局部潮红为度。

功效：健脾、养阴、降火。

4.6 日常调护

（1）保持口腔清洁，每天睡前刷牙、饭后漱口，以减少口腔内细菌感染的机会。

（2）多喝水，保持口腔湿润。日常少吃煎炸、辛辣食物，多吃新鲜蔬菜、水果。戒烟戒酒。

（3）避免接触有毒粉尘及烟等刺激性气体，减少外界环境对咽喉的刺激。

（4）注意防寒保暖，预防反复扁桃体发炎。

（5）参加体育锻炼，增强体质，可以进行八段锦、五禽戏、太极拳等传统功法锻炼。积极治疗急性扁桃体炎，以免迁延发展为慢性扁桃体炎。

5 鼾病（睡眠呼吸暂停综合征）

打鼾是一种普遍存在的睡眠现象，由于打鼾使睡眠呼吸反复暂停，可能造成大脑、血液严重缺氧，形成低氧血症，从而诱发高血压、脑心病、心律失常、心肌梗死、心绞痛等，医学上称为"鼾病""打呼噜""睡眠呼吸暂停综合征"。睡眠呼吸暂停综合征出现的打鼾，患者睡眠时往往需要张大嘴呼吸，其间会由于呼吸停止而在睡眠中反复被憋醒，醒来时人显得很疲倦，有时还会伴有剧烈的头痛等。如果夜间呼吸暂停时间超过 120 秒，容易在凌晨发生猝死，因此鼾病需要被重视。中医认为鼾病多与肺脾气虚、痰湿内蕴有关。

5.1　居家常备药物

一般居家可以根据各自症状合理用药，如：日常胸闷痰多、舌苔厚腻者，可以服用六君子丸加减；胸闷憋气、平素神疲乏力、嗜睡，或动辄气促、头昏健忘、形体虚胖的肺脾气虚者，可用补中益气丸加减。

同时，需要根据不同病因对症治疗，如扁桃体肿大患者、鼻中隔偏曲者、腺样体肥大者考虑手术治疗。

5.2　食疗推荐

（1）党参山药瘦肉汤。

组成：党参 15 克，扁豆 20 克，山药 15 克，莲子 15 克，薏苡仁 15 克，陈皮 10 克，瘦肉 500 克，生姜适量。

做法：将以上材料洗净放入锅中，加适量水，用大火煮沸后，再用文火煮 2 小时，调味食用。

功效：健脾祛湿。

（2）陈皮灵芝排骨汤。

组成：陈皮 10 克，灵芝 100 克，排骨 250 克。

做法：先将灵芝浸泡 1 小时，切成小块，再将排骨洗净焯水，与备好的陈皮和灵芝一起放入锅中，加适量水煮 1.5 小时，调味食用。

功效：健脾化痰。

（3）五指毛桃芡实山药猪骨汤。

组成：猪脊骨 500 克，芡实 50 克，山药 30 克，五指毛桃 100 克。

做法：先将芡实、山药、五指毛桃浸泡20分钟，猪脊骨洗净，将以上材料放入锅中，加适量水，用大火煮沸后，再用文火煮2小时，调味食用。

功效：健脾益气。

（4）太子参瘦肉汤。

组成：太子参50克，瘦肉100克，生姜适量。

做法：瘦肉洗净切块，生姜切片，与太子参一起放入锅中煮成汤。

功效：益气养肺。

5.3 推拿按摩

（1）按揉合谷穴。

定位：在第一、第二掌骨之间，一手拇指、食指张开，以另一手的拇指关节横纹放在虎口上，虎口与第一、第二掌骨结合部连线的中点即该穴。（见第76页图）

操作方法：用拇指按揉，以感觉酸胀为度，按揉1～2分钟，两手交替。

功效：疏经通络。

（2）按揉足三里穴。

定位：正坐屈膝位，外膝眼直下3寸、距离胫骨前嵴1横指处是该穴。（见第84页图）

操作方法：用拇指指腹按揉穴位，以感觉酸胀为度，按揉3～5分钟。

功效：强壮保健，健运脾胃。

（3）按揉三阴交穴。

定位：内踝尖上3寸（4指宽度），胫骨后缘靠近骨边凹陷处。（见第95页图）

操作方法：用拇指指腹按揉穴位，以感觉酸胀为度，按揉2～3分钟。

功效：健脾益血，调补肝肾。

（4）按揉阴陵泉穴。

定位：在小腿内侧，胫骨内侧下缘与胫骨内侧缘之间的凹陷中。（见第110页图）

简单取穴：正坐，沿膝盖内侧横纹上方摸到突出的骨头，再沿着内侧向上找到胫骨转弯处即该穴。

操作方法：拇指指腹按揉该穴位1分钟。

功效：清热利湿，健脾理气。

（5）按揉丰隆穴。

定位：在小腿外侧，外踝尖上8寸，条口穴外1寸，距胫骨前缘约2横指处。

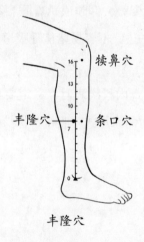

丰隆穴

简单取穴：与腿外侧外膝眼和外踝尖两点连线的中点平齐，胫骨外缘约2横指处。

操作方法：拇指按揉该穴约3分钟。

功效：健脾化痰。

5.4 日常调护

（1）日常适宜多吃新鲜蔬菜、水果，减少肥甘厚味的摄入。少喝咖啡，少食用辛辣食物。适当增加含钾食物的摄入，如海带、紫菜等；补充维生素。

（2）增加运动量，减轻体重，保持良好的生活习惯，睡前不宜进行刺激性的活动。

（3）选择适合自己的枕头。打鼾的人选用合适的枕头的原则：要选择软硬适度的枕头，并且外形符合人体工体力学。一方面，要贴合头颈部曲线，使得上呼吸道保持正常生理体位，保持咽部和上呼吸道通畅；另一方面，如果仰卧，将虎口向上握拳，枕头的高度以等于竖着的一拳头的高度为宜。

（4）选择科学的睡眠姿势。仰睡或趴着睡容易使得呼吸道不顺畅，侧睡时，松弛的肌肉会倾向一边，不容易堵住呼吸道，所以，鼾病严重者推荐侧睡，尤以右侧卧位为宜。

（5）有相关耳鼻喉科及内科疾病时，一定要积极治疗相关疾病。鼾病严重者，睡觉时可佩戴合适的家用式呼吸机，保持气道持续正压通气，维持气道通畅，改善睡眠状况。

6 慢喉痹（慢性咽炎）

慢喉痹是以反复咽部微痛、咽干咽痒、有异物感，或喉底颗粒肿起为主要特征的疾病，相当于西医学中的慢性咽炎。慢性咽炎的发生，常因急性咽炎反复发作，或嗜好烟酒、辛辣食物，或长期接触烟尘等有害气体，或温热病后，或劳伤过度，脏腑虚损，咽喉失养而为病。

6.1 居家常备药物

一般居家可以根据症状选用草珊瑚含片、银黄含片、银莲含片、金嗓子喉片等含服，或者服用口炎清颗粒、众生丸、喉疾灵胶囊、金嗓散结丸等，或者用桂林西瓜霜、双料喉风散喷喉。

6.2 食疗推荐

（1）海带绿豆汤。

组成：绿豆 50 克，海带 50 克，白糖少许。

做法：将海带切丝，与绿豆一起放于锅中，加适量水煮烂，然后放入白糖调味，每日当茶喝。

功效：清热解毒。

（2）银花薄荷茶。

组成：金银花 200 克，薄荷 200 克，胖大海 50 克，蒲公英 200 克。

做法：将以上材料加适量水煎煮 15 分钟，去渣留汁，代茶饮用。或者将以上药物放入茶壶，倒入沸水，加盖闷 10 分钟，代茶饮用。

功效：清热解毒，消炎止痛。

（3）罗汉果茶。

组成：罗汉果 1 个。

做法：将罗汉果切碎，用沸水冲泡 10 分钟后，不拘时饮服。每日 1～2 次。

功效：清肺化痰，止渴润喉。

（4）橄榄茶。

组成：橄榄 2 枚，绿茶 1 克。

做法：将橄榄连核切成两半，与绿茶同放入杯中，加入开水，加盖闷 10 分钟后饮用。

功效：生津解渴，清热解毒，适用于慢性咽炎、咽部有异物感者。

（5）雪梨川贝炖冰糖。

组成：雪梨1个，川贝3克，冰糖适量。

做法：雪梨去心，川贝放入雪梨空心内，加入冰糖适量，共放碗内加盖，隔水炖熟服食。

功效：滋阴润肺。

（6）玉竹生地粥。

组成：玉竹50克，生地黄25克，大米适量，冰糖适量。

做法：将玉竹、生地黄加适量清水煮沸，煎浓汁后去渣留汁。将大米煮成粥后倒入药汁，继续煮15分钟，放入冰糖调味即可。

功效：滋肾益胃，生津利咽，适用于慢性咽炎见咽干者。

6.3 推拿按摩

（1）按揉合谷穴。

定位：在第一、第二掌骨之间，一手拇指、食指张开，以另一手的拇指关节横纹放在虎口上，虎口与第一、第二掌骨结合部连线的中点即该穴。（见第76页图）

操作方法：用拇指按揉，以感觉酸胀为度，按揉1～2分钟，两手交替。

功效：疏经通络。

（2）按揉足三里穴。

定位：正坐屈膝位，外膝眼直下3寸、距离胫骨前嵴1横指处是该穴。（见第84页图）

操作方法：用拇指指腹按揉穴位，以感觉酸胀为度，按揉3～5分钟。

功效：强壮保健，健运脾胃。

（3）按揉曲池穴。

定位：屈肘时，位于尺泽与肱骨外上髁连线的中点。

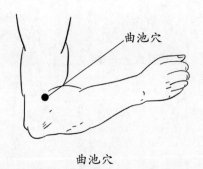

曲池穴

简单取穴：屈肘成直角，当肘弯横纹尽头处。

操作方法：用拇指指腹向下按揉穴位，以感觉酸胀为度，按揉 3 ~ 5 分钟。

功效：清热解表，疏通经络。

（4）按摩太冲穴。

定位：足背侧，第一、第二跖骨结合部之前凹陷处。（见第 75 页图）

操作方法：每次按压穴位 50 ~ 100 次，每天 2 ~ 3 次，以感觉微微酸痛为佳。

功效：疏肝、降火。

6.4 艾灸

定位：

①中脘穴：腹部正中线，肚脐上 4 寸，即患者第 2 至第 5 个手指并拢，以中指中节横纹为标准，4 个手指的宽度为 3 寸，再加 1 拇指宽度。（见第 91 页图）

简单取穴：胸骨下端与肚脐连线中点。

②气海穴：位于腹部正中线，肚脐下 1.5 寸（约比 1 拇指宽半指）。

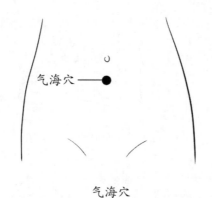

气海穴

操作方法：患者取俯卧位或坐位，家属将艾条点燃后悬放于以上穴位上方，在距离皮肤 2 ~ 3 厘米处进行艾灸，以局部有温热感而无灼痛感为宜，一般每次灸 10 ~ 15 分钟，以局部潮红为度。

功效：健脾补气，固本归元，适用于慢性咽炎虚证患者，症见气短、乏力者。

6.5 耳穴疗法

取穴：咽喉、肺、肝胆、心、脾、内分泌、神门。

操作方法：将王不留行籽贴于以上穴位上，用胶布固定，每穴用拇指、食指对捏，以中等力量和速度按压 40 次，使耳郭轻度发热、发痛。每日自行按压 3 ~ 5 次，每次 5 分钟，以产生酸麻胀痛感为宜。

疗程：两耳穴交替贴压，3 天一换，10 天为 1 个疗程。可用王不留行籽贴压。

6.6 吞金津、玉液

操作方法：每日晨起或夜卧时盘腿静坐，全身放松，排除杂念，精神放松，双目微闭，舌抵上腭数分钟，然后叩齿 36 次，舌在口中搅动 36 次，口中即生津液，再鼓腮含漱 9 次，慢慢吞咽。

功效：生津止渴，可减轻口干、口渴的症状。

6.7 日常调护

（1）调节情志，疏导情绪，避免精神刺激，保持心情舒畅。

（2）加强身体锻炼，增强体质，避免过度劳累，预防上呼吸道反复感染。可以选择八段锦、五禽戏、太极拳等传统功法锻炼。

（3）避免过度用嗓，如长时间讲话或者歌唱等，应保持居室内空气湿润清洁，多补充水分，使咽部得以湿润，避免因干燥刺激而引起咽炎。避免接触有害气体粉尘，减少刺激咽喉。

（4）多食新鲜蔬菜、瓜果，少吃辛辣、煎炸、刺激性食物，戒烟戒酒。

（5）积极治疗邻近器官如鼻部、口腔、牙齿等的疾病，以防诱发本病。

7 梅核气（咽异感症）

梅核气是指以咽喉异物感如梅核梗阻，咯之不出、咽之不下为主要特征的疾病。西医又称之为"咽异感症""恐癌症""癔球症"等。中医认为梅核气多与情志不畅、气机郁滞有关。本病患者多为女性，以 30 ~ 40 岁较多，病期较长的患者常常伴有焦虑、急躁和紧张等精神症状，其中以恐癌症较多见。中医疗法对于梅核气调理有一定效果。

7.1 居家常备药物

一般居家可以根据各自症状选用玄麦甘桔片、逍遥丸、复方丹参片口服，或者金嗓散结丸、金嗓利咽丸、健民咽喉片、草珊瑚含片等含服，以缓解症状。

7.2 食疗推荐

（1）玫瑰桔梗茶。

组成：绿茶 3 克，玫瑰花 3 克，桔梗 6 克，山茱萸 6 克。

做法：将以上材料放入杯中，开水冲泡，加盖闷 10 分钟，代茶饮用。

功效：理气解郁，行气化瘀，适用于调治气滞血瘀之梅核气。

（2）合欢花粥。

组成：合欢花（干品）30 克（或鲜品 50 克），大米适量，红糖适量。

做法：将合欢花、大米同放锅内，加适量水，用文火煮至粥熟，加入红糖调味即可。每晚温热食用。

功效：安神解郁，活血养颜，适用于易怒忧郁、虚烦不安的梅核气患者。

（3）绿萼梅合欢花茶。

组成：绿萼梅 5 克，绿茶 3 克，合欢花 3 克。

做法：将以上材料放入杯中，开水冲泡，加盖闷 10 分钟，代茶饮用。

功效：疏肝解郁，适用于肝郁气滞型梅核气患者。

（4）西柚蜂蜜茶。

组成：西柚 1 个，蜂蜜适量，绿茶 3 克，砂糖适量。

做法：将西柚剥皮，挑出西柚肉放入搅拌机，绿茶加水浸泡 10 分钟，去茶渣，将茶水倒入搅拌机，加适量砂糖，放入冰块降温，加入适量蜂蜜，用搅拌机搅匀。

功效：疏肝理气。

（5）柠檬蜂蜜水。

组成：柠檬半个，蜂蜜适量。

做法：将柠檬洗净切片，放入壶中，加入凉水后再倒入适量蜂蜜，搅匀饮用。

功效：清热润燥。

（6）罗汉果茶。

组成：罗汉果 10 克。

做法：将罗汉果放入杯中，加开水，盖上盖子闷 5 分钟。

功效：滋阴润肺。

7.3 推拿按摩

（1）揉肩井穴。

定位：在大椎穴与肩峰端连线的中点上，即乳头正上方与肩线交接处。（见第 90 页图）

操作方法：取仰卧位或者坐卧位，一手拇指点、按、揉患者肩井穴，力度由轻至重，另一手用掌心在胃脘部顺时针打圈，轻按推揉。双侧肩井穴交替按压 15 分钟，腹部按揉 15 分钟。

功效：疏肝利胆，顺降胃气，适用于肝气郁结型梅核气患者。

（2）揉膻中穴。

定位：在胸部正中线上，平第 4 肋间，两乳头连线中点。（见第 106 页图）

操作方法：以拇指顺时针按揉 1 ~ 2 分钟。

功效：理气通络。

（3）邓铁涛教授"推两臂、利咽喉、叩膻中，调理上焦"。

动作要领：先搓热双手，内推三阴经上（即左手手掌从右手臂内侧由腕部往腋窝向上推），外推三阳经下（即左手手掌从右手臂外侧由肩部往腕部向下推），左右手交替，各 10 次。手掌由上往下推摩颈部咽喉处，如抚胡须状，可以左右手交替，共 8 次。手抓起如鸡嘴状，鸡嘴处叩击膻中，左右手各 10 次。（见第 47 页图）

功效：疏通上焦经络，利咽养肺，调理气机。

7.4 艾灸

（1）艾灸气海穴、关元穴、涌泉穴。

定位：

①气海穴：位于腹部正中线，肚脐下 1.5 寸（约比 1 拇指宽半指）。

②关元穴：在下腹部，在前正中线上，肚脐下 3 寸（约 4 横指宽度）。（见第 161 页图）

③涌泉穴：在足底部，约当足底第 2、第 3 跖趾缝纹头端与足跟连线的前 1/3 与后 2/3 交点上。（见第 99 页图）

操作方法：取俯卧位或坐位，将艾条点燃后放于穴位上方，在距离皮肤 2 ~ 3 厘米处进行艾灸，以局部有温热感而无灼痛感为宜，一般每次灸 10 ~ 15 分钟，以局部潮红为度。隔日 1 次。

功效：补肾益气，固本归元。

（2）艾灸脾俞穴、肾俞穴。

定位：

①脾俞穴：在背部第 11 胸椎棘突下，旁开 1.5 寸。

②肾俞穴：在背部第 2 腰椎棘突下，旁开 1.5 寸。

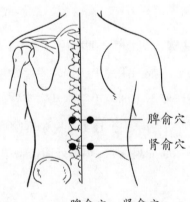

脾俞穴、肾俞穴

简单取穴：低头，暴露颈部后侧，此时可以看到或者摸到颈部明显的隆起处，质地坚硬，此为第 7 颈椎棘突，它往下第 11 突起处为第 11 胸椎，第 14 突起处为第 2 腰椎，在以上椎骨旁开约比 1 拇指宽半指处分别为脾俞穴、肾俞穴。

操作方法：取俯卧位或坐位，将艾条点燃后悬放于穴位上方，在距离皮肤 2 ～ 3 厘米处进行艾灸，以局部有温热感而无灼痛感为宜，一般每次灸 10 ～ 15 分钟，以局部潮红为度。隔日 1 次。

功效：健脾补肾。

7.5 耳穴按压

取穴：咽喉、肺、肝胆、心、脾、内分泌、神门。

操作方法：将王不留行籽贴于耳穴上，用胶布固定，每穴用拇指、食指对捏，以中等力量和速度按压 40 次，使耳郭轻度发热、发痛。每日自行按压 3 ～ 5 次，每次 5 分钟，以产生酸麻胀痛感为宜。

疗程：两耳穴交替贴压，3 天一换，10 天为 1 个疗程。

7.6 日常调护

（1）注意环境卫生，避免长时间接触烟、粉尘及有害气体，戒烟戒酒。

（2）少食辛辣、煎炸食物，饮食宜清淡，多食用新鲜蔬菜、水果。

（3）避免精神刺激，保持心情舒畅，调节情志，解除思想顾虑。对于有疑癌精神因素的患者，在认真详细检查后，耐心解释，消除其心理负担。

（4）加强体育锻炼，增强体质。

（5）应对鼻、眼、耳及颈部各处进行健康体检，排除咽部疾病、咽邻近器官的疾病、远处器官的疾病等。

8 牙周病

牙周病是牙齿支持组织，包括牙龈、牙骨质、牙周韧带和牙槽骨因炎症导致的一种疾病，是最常见的口腔疾病之一，也是导致牙齿缺失的一个主要原因。但患者并非所有这些组织都同时患病，视局部炎症的轻重程度及范围，实际上牙周病可分为龈炎和牙周炎两大类。按中医辨证，牙周病当从肾论治。

8.1 居家常备药物

一般居家可以根据各自情况合理用药。牙周红肿疼痛者，可用银连含漱液含漱，或用温淡盐水含漱。阴虚火旺型牙周病可用知柏地黄丸、口炎清颗粒，胃实热型牙周病可用牛黄解毒片、新癀片等清热药。

8.2 食疗推荐

（1）芫荽豆腐鱼片汤。

组成：芫荽（香菜）250 克，鲩鱼 500 克，豆腐 500 克，生姜适量。

做法：芫荽洗净切段，鲩鱼去骨切片，生姜切丝。将鲩鱼片、豆腐与生姜丝放入锅中，加适量水，用大火煮沸后，再用文火煮 15 分钟，加入芫荽后再煮 2 分钟，调味食用。

功效：清热降火。

（2）黄瓜炒瘦肉。

组成：黄瓜 500 克，瘦肉 150 克。

做法：黄瓜去瓤后洗净切片，瘦肉切片，将黄瓜与瘦肉片同炒，调味食用。

功效：清热解毒，适用于胃中积热者。

（3）鲜藕荸荠汁。

组成：鲜莲藕、荸荠适量。

做法：鲜莲藕洗净去皮后切块，荸荠洗净去皮后切块，将鲜莲藕和荸荠放入榨汁机榨汁。凉服或温服均可。

功效：清热生津，养胃止渴。

（4）淡竹叶薄荷茶。

组成：淡竹叶15克，薄荷叶5克。

做法：将以上材料放入杯中，加入沸水冲泡，待凉后，频频含漱及饮用。

功效：清热疏风，适用于风火上攻的牙周病患者。

（5）生脉茶。

组成：太子参30克，麦冬15克，五味子6克。

做法：将以上材料放入砂锅中，加水煎煮1小时，去渣留汤，当茶饮用。

功效：益气生津。

（6）生地黄精粥。

组成：生地黄30克，制黄精30克，大米适量。

做法：将生地黄、制黄精加适量水煎煮45分钟，去渣留汁，将大米加水煎煮成粥，把药汁倒入粥中搅匀，再用文火煮10分钟，调味服用。每日1次。

功效：健脾养阴。

8.3 推拿按摩

（1）按压地仓穴。

定位：在面部，口角外侧，口角旁开0.4寸，约直对瞳孔下。

操作方法：拇指在该穴位垂直按压、环形按揉约3分钟。

功效：清胃热。

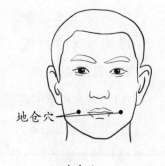

地仓穴

（2）按揉合谷穴。

定位：在第一、第二掌骨之间，一手拇指、食指张开，以另一手的拇指关节横纹放在虎口上，虎口与第一、第二掌骨结合部连线的中点即该穴。（见第 76 页图）

操作方法：用拇指按揉，以感觉酸胀为度，按揉 1 ~ 2 分钟，两手交替。

功效：疏经通络。按揉合谷穴主治头面病症。

（3）按揉曲池穴。

定位：屈肘时，位于尺泽与肱骨外上髁连线的中点。（见第 191 页图）

简单取穴：屈肘成直角，当肘弯横纹尽头处。

操作方法：用拇指指腹向下按揉穴位，以感觉酸胀为度，按揉 3 ~ 5 分钟。

功效：清热解表，疏通经络。

（4）按摩牙龈。

操作方法：用食指、拇指轻轻按摩牙龈 10 ~ 15 次，顺牙的方向从上到下逐个按摩，把积存在牙周围的残留物顺出来，以改善牙龈组织的血液循环。

功效：促进局部循环，消炎止痛。

8.4 叩牙齿

操作方法：上下磕叩牙齿 10 ~ 15 次。每日 1 ~ 2 次。

功效：运动牙根部，促进牙龈组织血液循环，起到固齿作用。

8.5 日常调护

（1）掌握科学的刷牙方法，早晚勤刷牙，养成良好的口腔卫生习惯。

科学刷牙方法：刷牙要顺刷，即"上牙由上往下刷，下牙由下往上刷"，"里里外外都刷到"，还要注意刷后牙的咬面，不要横刷。每次刷牙建议刷 3 分钟以上，早晚刷牙，睡前刷牙比早晨刷牙更重要。牙刷应选用软细有弹性的保健牙刷，用后洗干净，将牙刷头向上放置晾干，定期更换牙刷。

（2）定期做口腔检查，及时发现及去除牙周疾病，定期洗牙，清除牙结石及菌斑。

（3）要养成双侧咀嚼的习惯，避免长期单侧咀嚼食物，预防引起废用性牙龈萎缩、面部畸形。

（4）每天早晨及睡前做叩齿锻炼，坚固牙齿。

（5）克服改正偏嚼、偏食、磨牙、咬紧牙、咬嘴唇、咬笔、咬指甲、张口呼吸、吸烟等不良习惯。

（6）注意饮食均衡，多吃白肉、蛋、蔬菜、瓜果等有益于牙齿、口腔健康的食物；尽量少吃含糖食品，戒烟戒酒，多吃富含纤维的食物有利于口腔清洁。少食辛辣、煎炸食物。

9　龋齿（蛀牙）

龋齿，俗称"蛀牙"，是一种由口腔中多种因素复合作用导致的牙齿硬组织进行性病损，表现为无机质脱矿和有机质分解，随病程发展而从色泽改变演变为形成实质性病损。龋齿是细菌性疾病，因此它可以继发牙髓炎和根尖周炎，甚至能引起牙槽骨和颌骨炎症。

9.1　居家常备药物

一般居家可以根据各自症状合理用药。牙周红肿疼痛者，可用银连含漱液、银黄含液漱口，或用温淡盐水含漱。阴虚火旺者可用知柏地黄丸、口炎清颗粒，胃实热型患者可用牛黄甲硝唑片、牛黄解毒片、新癀片等清热药。可用白矾丸以绵包裹或者喇叭牌正露丸半颗，于痛处咬之，4～5次/日，或置入龋洞，2 次 / 日，以缓解疼痛。

9.2 食疗推荐

（1）芫荽豆腐鱼片汤。

组成：芫荽（香菜）250 克，鲩鱼 500 克，豆腐 500 克，生姜适量。

做法：芫荽洗净切段，鲩鱼去骨切片，生姜切丝。将鲩鱼片、豆腐与生姜丝放入锅中，加适量水，用大火煮沸后，再用文火煮 30 分钟，加入芫荽后再煮 20 分钟，调味食用。

功效：清热降火。

（2）淡竹叶薄荷茶。

组成：淡竹叶 15 克，薄荷叶 5 克。

做法：将以上药物放入杯中，加入沸水冲泡，待凉后，频频含漱及饮用。

功效：清热疏风，适用于风火上攻患者。

（3）生地饮。

组成：生地黄 100 克，猪尾骨 500 克。

做法：将猪尾骨过水，与生地黄一起放入锅中，加水后用大火煮沸，再用文火煮 1.5 小时，调味服用。

功效：滋阴养肾。

（4）银花薄荷茶。

组成：金银花 200 克，薄荷 200 克，胖大海 50 克，蒲公英 200 克。

做法：将以上材料加适量水煎煮 15 分钟，去渣留汁，代茶饮用。或者将以上材料放入茶壶，倒入沸水，加盖闷 10 分钟，代茶饮用。

功效：清热解毒，消炎止痛。

9.3 推拿按摩

（1）按压地仓穴。

定位：在面部，口角外侧，口角旁开 0.4 寸，约直对瞳孔下。（见第 199 页图）

操作方法：拇指在该穴位垂直按压、环形按揉约 3 分钟。

功效：清胃热。

（2）按揉合谷穴。

定位：在第一、第二掌骨之间，一手拇指、食指张开，以另一手的拇指关节横纹放在虎口上，虎口与第一、第二掌骨结合部连线的中点即该穴。（见第 76 页图）

操作方法：用拇指按揉，以感觉酸胀为度，按揉 1 ~ 2 分钟，两手交替。

功效：疏经通络。按揉合谷穴主治头面病症。

（3）按揉曲池穴。

定位：屈肘时，位于尺泽与肱骨外上髁连线的中点。（见第 191 页图）

简单取穴：屈肘成直角，当肘弯横纹尽头处。

操作方法：用拇指指腹向下按揉穴位，以感觉酸胀为度，按揉 3 ~ 5 分钟。

功效：清热解表，疏通经络。

9.4 外敷

（1）鲜西瓜皮外敷。

组成：鲜西瓜 1 块（适当大小）。

操作方法：将 1 块鲜西瓜冰冻后，去西瓜肉，然后将果皮内侧外敷蛀牙疼痛处的面颊，外敷约 2 分钟，每日 2 ~ 3 次。

功效：清热解毒，消肿止痛。

（2）仙人掌外敷。

组成：新鲜仙人掌适量。

操作方法：新鲜仙人掌去刺捣烂，外敷患处，外可用纱布固定。每天 2 次，每次外敷 1 小时左右。

功效：清热解毒，消肿止痛。

注意：对于仙人掌过敏者禁用。

（3）蒲公英外敷。

组成：新鲜蒲公英适量。

操作方法：将新鲜蒲公英洗净，捣烂，外敷患处，可用纱布固定。每天外敷 2 次，每次 1 小时。

功效：清热解毒。

注意：对于蒲公英过敏者禁用。

9.5 日常调护

（1）龋病好发于容易滞留食物残渣、不易得到清洁、容易滋生细菌、菌斑积聚较多的部位，这些部位要注意清洁。

（2）掌握科学的刷牙方法，早晚勤刷牙，饭后漱口，养成良好的口腔卫生习惯。

科学刷牙方法：刷牙要顺刷，即"上牙由上往下刷，下牙由下往上刷"，"里里外外都刷到"，还要注意刷后牙的咬面，不要横刷。每次刷牙建议刷 3 分钟以上，早晚刷牙，睡前刷牙比早晨刷牙更重要。牙刷应选用软细有弹性的保健牙刷，用后洗干净，将牙刷头向上放置晾干，定期更换牙刷。

（3）定期做口腔检查，及时发现及去除牙周疾病，早期发现蛀牙并及时治疗，以防止其继续发展，定期洗牙，清除牙结石及牙菌斑。牙菌斑的主要成分是细菌，牙菌斑与龋病和牙周病的发生有密切的关系。我们可以通过勤刷牙、漱口预防，选择合适的清热消炎、杀菌防蛀的含氟牙膏，利用牙签、牙线、牙间刷清洁牙缝的食物残渣。

（4）增强牙齿的抗龋性，4 ~ 13岁儿童可以到口腔科咨询医师，适合人群可以接受窝沟封闭，这样有助于预防蛀牙。

（5）注意饮食均衡，多吃白肉、蛋、蔬菜、瓜果等有益于牙齿、口腔健康的食物；尽量少吃酸性、含糖食品，戒烟戒酒，多吃富含纤维的食物有利于口腔清洁。少食辛辣、煎炸食物。避免食用过冷或过热食物，以免引起牙龈敏感。

（6）有龋齿的人应该多食富含维生素D、钙、维生素A的食物，如牛乳、肝、蛋、肉、鱼、豆腐、虾皮、菠萝、胡萝卜、红薯、青椒、山楂、橄榄、柿子、沙果等，同时可以食用含氟较多的食物，如鱼、虾、海带、海蜇等。

10　近视眼

近视眼是指当眼睛在休息状态时，平行光线聚焦于视网膜前。日常主要表现为看远处模糊，例如看不清黑板或路标等。近视眼患病率高，患者现在越来越年轻化，这主要与不科学用眼、长期使用计算机和手机、看书时姿势不正确等有关，部分人群是遗传。近视眼是目前公共卫生关注的焦点之一，影响人们的健康，有致盲的风险。

10.1　预防重于治疗

由于近视眼不容易恢复，而且容易逐渐加重，因此预防近视眼，特别是青少年近视眼，比治疗更为重要。预防近视眼有以下方式：

（1）科学用眼，保持良好坐姿。长时间用眼后注意眺望远方，让眼睛休息一下。控制用眼距离，一般要大于33厘米，避免近距离用眼时间超过45分钟。阅读或伏案工作时，一般阅读距离为33厘米，身体距离桌子8厘米，手距离笔尖3.33厘米。

（2）日常坚持做眼保健操。

（3）避免在暗光线环境中阅读及工作。

（4）控制手机、计算机等电子产品的使用时间。

（5）增加户外活动时间。

（6）定期检查视力，发现早期、轻微的近视眼，及时佩戴合适的眼镜矫正视力。

10.2　居家常备药物

近视眼一般没有通过药物治疗的方法，居家可以使用眼药水缓解视疲劳，如用珍珠明目滴眼液、玻璃酸钠滴眼液、羟糖甘滴眼液等缓解眼睛干涩。

10.3　食疗推荐

（1）枸杞大枣陈皮茶。

组成：枸杞子10克，大枣（去核）2枚，陈皮5克。

做法：将以上材料放入杯中，加入沸水，加盖闷10分钟，代茶饮用，也可以用养生壶加水煎煮15分钟后饮用。

功效：健脾开胃，益气补血，适用于一般近视眼人群改善营养，有利于改善眼睛周围肌肉组织营养。

（2）枸杞叶猪肝汤。

组成：鲜嫩枸杞叶及茎500克，猪肝200克，生姜适量。

做法：摘鲜嫩枸杞叶，把枸杞叶和茎洗净，猪肝切片，生姜切丝。将枸杞茎放入锅中加水煎煮 30 分钟，加入枸杞叶、猪肝和生姜再煮 20 分钟，调味服用。

功效：补肝益肾，生津止渴。

（3）瘦肉紫菜咸蛋汤。

组成：瘦肉 200 克，紫菜 250 克，咸蛋 2 个。

做法：瘦肉切片，紫菜浸泡洗净，将瘦肉片与紫菜一起放入锅中，加入适量水煮 10 分钟，打入咸蛋，再用文火煮 5 分钟，调味服用。

功效：养肝明目，补肾降火。

（4）菊花枸杞茶。

组成：胎菊 10 克，枸杞子 10 克。

做法：将以上材料放入杯中，加入沸水，盖盖子闷 5 分钟，代茶饮用。

功效：养肝明目。

10.4　推拿按摩

（1）按揉睛明穴。

定位：目内眦外上方内陷处。

操作方法：闭眼，用双手食指按揉该穴 5 分钟。

功效：消除眼睛疲劳，促进眼部血液循环。

注意：按摩前先用消毒液清洁双手。

（2）按揉四白穴。

定位：位于面部，瞳孔直下，当眶下孔凹陷处。

简单取穴：正坐或仰卧，双眼平视时，瞳孔正中央下约 2 厘米处。

操作方法：闭眼，用双手食指按揉该穴 5 分钟。

功效：健脾清热，缓解眼部疲劳。

注意：按摩前先用消毒液清洁双手。

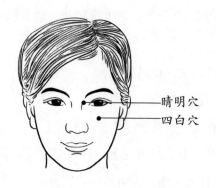

睛明穴、四白穴

（3）按揉百会穴、四神聪穴。

定位：

①百会穴：头顶正中线与两耳尖连线的交叉处。

②四神聪穴：在百会穴前后左右各 1 寸处。

操作方法：用食指、中指、无名指三指按压或按揉以上穴位，各 2 分钟。

功效：醒神明目。

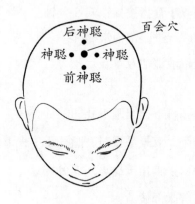

百会穴、四神聪穴

（4）按揉率谷穴。

定位：取坐位，将耳郭折叠向前，耳尖直上入发际1.5寸处（约2横指处）。

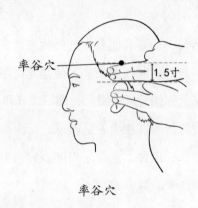

率谷穴

操作方法：双手拇指按揉该穴位约3分钟。

功效：缓解眼周肌肉疲劳。

10.5 邓铁涛教授"两眼环视益视力"

动作要领：双眼平视，头部沿着顺时针方向、逆时针方向转圈，同时双眼随着头部转动环视周围，顺时针、逆时针各20圈。（见第51页图）

功效：调节视力，养眼明目。

10.6 日常调护

（1）注意摄入均衡营养，避免高糖、高蛋白饮食，补充维生素，特别是B族维生素。

（2）科学用眼，控制手机、计算机等电子产品的使用时间，注意环境照明情况。

（3）加强户外锻炼，坚持做眼保健操。

11 老花眼

有些人随着年龄增长，逐渐只能看见远处的东西，读书、看报的距离渐渐拉远才能看得清楚，若看的时间稍长些，便会觉得两眼胀痛，头晕恶心，这种视力逐渐减退的现象称作"远视眼"，即"老花眼"。

老花眼的主要表现为近距离视力明显降低，远距离视力也有一定程度的减损，并随着年龄的增长，这种"老视"程度会愈来愈深。视力的这种变化主要是眼球晶状体的弹性变弱造成的。

11.1 居家常备药物

老花眼一般不能通过药物治疗，居家可以使用眼药水缓解不适症状，如用珍珠明目滴眼液、玻璃酸钠滴眼液、羟糖甘滴眼液等缓解眼睛干涩。肝肾亏虚的老年人，还可以根据各自症状选择杞菊地黄丸、六味地黄丸、知柏地黄丸、肾气丸等中成药保健调理。

11.2 食物推荐

（1）决明子茶。

组成：决明子20克，绿茶3茶匙。

做法：先将决明子炒一下，注意不要炒煳，再将炒决明子与绿茶一起放入杯中，加入沸水，加盖闷5分钟，代茶饮用。

功效：养肝明目。

（2）胡萝卜汁。

组成：鲜胡萝卜1 000克。

做法：将鲜胡萝卜轻轻刮皮后放入榨汁机榨汁饮用。

功效：清热明目。

（3）胡萝卜粥。

组成：胡萝卜250克，生菜250克，皮蛋2个，大米适量。

做法：将胡萝卜剥皮后洗净切丝，生菜洗净切丝，皮蛋去壳切块，将大米煮成粥后，放入胡萝卜、生菜和皮蛋再煮30分钟，调味食用。

功效：清热明目，补充维生素B。

（4）枸杞叶猪肝汤。

组成：鲜嫩枸杞叶及茎500克，猪肝200克，生姜适量。

做法：摘鲜嫩枸杞叶，把枸杞叶和茎洗净，猪肝切片，生姜切丝。将枸杞茎放入锅中加水煎煮30分钟，加入枸杞叶、猪肝和生姜再煮20分钟，调味服用。

功效：补肝益肾，生津止渴。

（5）菊花枸杞茶。

组成：胎菊10克，枸杞子10克。

做法：将以上材料放入杯中，加入沸水，盖盖子闷5分钟，代茶饮用。

功效：养肝明目。

（6）桑椹茶。

组成：鲜桑椹500克。

做法：将鲜桑椹放入搅拌机搅拌成汁，可以加入适量温水或冷水搅匀后饮用。

功效：养肝补肾，滋阴明目，生津止渴。

11.3 推拿按摩

（1）按揉眼周穴位。

定位：

①太阳穴：眉梢与目外眦之间，向后约1横指的凹陷处。

②鱼腰穴：在额部，瞳孔直上，眉毛中为该穴。

③攒竹穴：在面部，在眉毛内侧边缘凹陷中。（见第169页图）

操作方法：闭眼，以双手的拇指按太阳穴，无名指按眉毛中部的鱼腰穴，中指对准眉毛内侧的攒竹穴，适当按压。每次5分钟，每天早晨起床后按摩。

功效：缓解眼肌疲劳，促进眼周局部血液循环。

（2）按揉睛明穴。

定位：位于目内眦外上方内陷处。（见第208页图）

操作方法：闭眼，用双手食指按揉该穴5分钟。

功效：消除眼睛疲劳，促进眼部血液循环。

注意：按摩前先用消毒液清洁双手。

（3）按揉四白穴。

定位：位于面部，瞳孔直下，当眶下孔凹陷处。（见第208页图）

简单取穴：正坐或仰卧，双眼平视时，瞳孔正中央下约2厘米处。

操作方法：闭眼，用双手食指按揉该穴5分钟。

功效：健脾清热，缓解眼部疲劳。

注意：按摩前先用消毒液清洁双手。

11.4 眼球保健操

操作方法：眼睛一开一闭眨眼，连续15次，眼球上下左右顺时针和逆时针旋转，连续15次，同时用双手轻揉双眼。

功效：可以兴奋眼肌，改善眼周局部血液循环，振奋和增强眼肌动能，延缓衰老，滋润眼球。

11.5 邓铁涛教授"两眼环视益视力"

动作要领：双眼平视，头部沿着顺时针方向、逆时针方向转圈，同时双眼随着头部转动环视周围，顺时针、逆时针各20圈。（见第51页图）

功效：调节视力，养眼明目。

11.6 热敷法

操作方法：洗脸时先将毛巾浸泡在热水中，双眼轻闭，趁热外敷在额部和眼眶部位，重复5次。

功效：促进眼部血流通畅和血液循环。

11.7 日常调护

（1）平时应注意用眼卫生，不宜长时间视物，可以每天远眺绿色植物，再把视线由远处逐步移近，如此反复有助于改善视力功能，调节眼肌。

（2）多摄食富含维生素A、维生素B的食物。可适当多食用具有明目功效的食物，如黑芝麻、鱼、蛋黄、菠菜、胡萝卜、南瓜、核桃、龙眼、荔枝等。

（3）坚持做眼保健操、眼球按摩等，可有效预防老花眼。

骨伤科疾病

1 颈椎病

颈椎病是颈椎骨关节炎、增生性颈椎炎、颈神经根综合征、颈椎间盘突出症的总称，它多由长期伏案低头，或外感、劳累过度导致。颈椎病属于中医的"痹病"范畴，可以通过日常保健、功能锻炼、按摩等方式进行调整。

1.1 居家常备药物

一般居家可以定期补充钙剂及维生素，服用碳酸钙 D_3 片、维 D 钙咀嚼片等，根据各自症状选用四妙丸、痛舒胶囊、金匮肾气丸、六味地黄丸、杞菊地黄丸、知柏地黄丸、龙牡壮骨颗粒等。可以用通络祛痛膏、跌打镇痛膏等外敷。

1.2 食疗推荐

（1）桑寄生茶。

组成：桑寄生 10 克，红糖适量。

做法：桑寄生加水煎煮 20 分钟，加入适量红糖调味饮用。

功效：益肾养精，强筋健骨。

（2）五指毛桃牛大力猪骨汤。

组成：五指毛桃 500 克，牛大力 50 克，山药 20 克，芡实 20 克，猪脊骨 500 克。

做法：猪脊骨焯水后，与五指毛桃、牛大力、山药、芡实一起放入锅内，加适量水，用大火煮沸后，再用文火煮 1.5 小时，调味服用。

功效：健脾益气，补肾壮骨。

（3）葛根五加皮粥。

组成：葛根 50 克，五加皮 15 克，薏苡仁 50 克，大米适量。

做法：将葛根和五加皮加适量水煎煮 35 分钟，去渣留汁。将薏苡仁和大米放入锅中，加水煮成粥，倒入药汁后搅匀，再煮 15 分钟，调味食用。

功效：祛风、除湿、止痛，适用于调治风寒湿痹型颈椎病。

（4）山丹桃仁茶。

组成：山楂 15 克，丹参 15 克，桃仁 6 克。

做法：将以上材料打粉或者切片，放入杯中，加入沸水，加盖闷 10 分钟，代茶饮用。

功效：活血化瘀，通络止痛，适用于调治气滞血瘀型颈椎病。

1.3 推拿按摩

（1）按摩后溪穴。

定位：握拳，第 5 指掌关节后尺侧的近侧掌横纹头赤白肉际。

操作方法：取坐位，用拇指指腹垂直按揉后溪穴，使穴位产生明显的酸、麻、胀感，再轻揉放松。两手交替进行 10 分钟。按揉该穴位时，同时可以进行颈部前屈、后伸、左右转颈的活动。

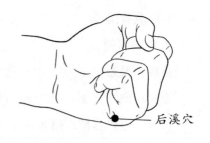

后溪穴

功效：疏经通络。

（2）按揉风池穴。

定位：后颈部，后头骨下，两条大筋外缘两旁凹陷处，与耳垂平行。（见第 83 页图）

操作方法：

①患者自我按摩方法：正坐，举臂抬肘，肘约与肩同高，屈肘向头，双手置于耳后，掌心向内，指尖朝上，四指轻扶头两侧，拇指指腹按揉穴位，按揉 5 分钟。

②家属协助按摩方法：患者微低头，家属两手中指、食指按揉头后两侧风池穴，按揉 5 分钟。

功效：提神醒脑，舒筋通络，可舒缓颈部肌肉。

（3）按摩颈部。

操作方法：自己用四个手指及掌根部由上往下对捏脖子，左右手交替，确保脖子各处均匀受力。每次按摩 15 分钟左右，可每天或隔天 1 次。

功效：放松颈部肌肉。

1.4 颈部保健操

操作方法：头、颈部按照"米"字笔画顺序写"米"字，重复 15 次。

功效：缓解颈部肌肉。

1.5　热敷法

操作方法：在秋冬季节，可以用热毛巾或中药封包（在医师指导下购买）外敷颈部15分钟。

注意：热毛巾或中药封包的温度一般在40℃左右。

功效：放松颈部肌肉，缓解颈椎病疼痛。

1.6　艾灸风门穴

定位：在背部，第2胸椎棘突下旁开1.5寸。（见第56页图）

简单取穴：低头，暴露颈部后侧，此时可以看到或者摸到颈部明显的隆起处，质地坚硬，此为第7颈椎棘突。顺脊椎方向，由第7颈椎棘突向下数2个棘突为第2胸椎。

操作方法：患者取俯卧位或坐位，家属将艾条点燃后放于风门穴上方，在距离皮肤2～3厘米处进行艾灸，以局部有温热感而无灼痛感为宜，同时，艾条可以沿着颈部由上而下艾灸，一般每次灸10～15分钟，以局部潮红为度。

功效：风门穴属足太阳膀胱经穴，为足太阳膀胱经与督脉交会穴，主治一切风证，可以祛风散寒，温经通络，消肿止痛。

1.7　日常调护

（1）形成及保持良好的生活习惯，平时保持正确的坐姿，避免长时间伏案工作，工作、学习1小时左右可以做颈部保健操放松颈部肌肉。

（2）注意颈、肩部保暖。避免风扇或空调风口对颈肩部直吹。外出时可以适当用围巾、披肩保暖。

（3）日常加强锻炼，增加户外活动，适当多晒太阳，可以进行八段锦、太极拳、五禽戏等传统功法锻炼。

（4）选择合适的枕头和床垫，避免枕头过高或过低，床垫不宜过软。

枕头的跨度应达到肩部。中间低、两端高的元宝形的保健枕头对颈椎有很好的支撑作用。

（5）均衡饮食，定期补充钙质和维生素，可以适当服用补肾壮骨的食物。

2 关节痛

关节痛主要由关节炎或关节病引起。关节痛涉及范围非常广泛，种类繁多，因此关节疼痛的鉴别诊断至关重要，需要结合风湿免疫检测和影像检查明确病因后对症处理，长期关节疼痛的患者，应该尽早到医院骨科检查。关节痛在中医病症中属于肢节痛、肢节肿痛、痹病、痛风等病症范畴。从中医学角度来看，在日常生活工作中主要可以从生活起居、饮食调养、运动锻炼、情志调摄等方面进行自我调养。

2.1 居家常备药物

一般居家可以定期补充钙剂及维生素，服用碳酸钙 D_3 片、维 D 钙咀嚼片等。根据各自病因、症状选用四妙丸、痛舒胶囊、金匮肾气丸、六味地黄丸、知柏地黄丸、龙牡壮骨颗粒、三七胶囊等。可以用通络祛痛膏、跌打镇痛膏、麝香风湿镇痛膏等外敷。

2.2 食疗推荐

（1）木瓜鸡脚汤。

组成：鲜木瓜 1 个，鸡脚 6 只，薏苡仁 20 克，芡实 20 克，山药 15 克。

做法：鲜木瓜去皮去瓤后洗净切块，与鸡脚、薏苡仁、芡实、山药一起放入锅中，加适量水，用大火煮沸后，再用文火煮 1.5 小时，调味食用。

功效：疏经活络，强筋健骨。

（2）五指毛桃牛大力猪骨汤。

组成：五指毛桃 500 克，牛大力 50 克，山药 20 克，芡实 20 克，猪脊骨 500 克。

做法：猪脊骨焯水后，与五指毛桃、牛大力、山药、芡实一起放入锅内，加适量水，用大火煮沸后，再用文火煮 1.5 小时，调味服用。

功效：健脾益气，补肾壮骨。

（3）丝瓜瘦肉咸蛋汤。

组成：丝瓜 500 克，瘦肉 150 克，咸蛋 2 个。

做法：丝瓜刮皮络后洗净切块，瘦肉切片，将瘦肉与丝瓜放入锅中，加适量水，用大火煮沸后，再用文火煮 30 分钟，打入咸蛋搅匀，再煮 15 分钟，调味食用。

功效：疏经通络，清热祛湿。

（4）山丹桃仁茶。

组成：山楂 15 克，丹参 15 克，桃仁 6 克。

做法：将以上材料打粉或者切片，放入杯中，加入沸水，加盖闷 10 分钟，代茶饮用。

功效：活血化瘀，通络止痛，适用于调治气滞血瘀型关节痛。

2.3 推拿按摩

（1）按揉手三里穴。

定位：在前臂背面桡侧，在阳溪穴与曲池穴连线上，肘横纹下 2 寸处。（见第 83 页图）

简单取穴：屈肘成直角时，肘外侧面明显突出处（肱骨外上髁）下 3 寸。

操作方法：拇指按揉该穴位 1 ~ 2 分钟。

功效：疏通经络，强身保健。

（2）按揉足三里穴。

定位：正坐屈膝位，外膝眼直下3寸、距离胫骨前嵴1横指处是该穴。（见第84页图）

操作方法：用拇指指腹按揉穴位，以感觉酸胀为度，按揉3~5分钟。

功效：强壮保健，健运脾胃。

（3）按揉委中穴。

定位：膝后区，腘横纹中点。

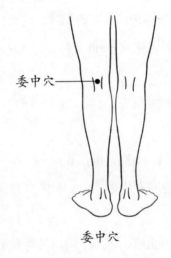

委中穴

简单取穴：腘窝中央。

操作方法：用拇指指腹按揉穴位，不必追求酸胀感，按揉3~5分钟。

功效：此穴主治腰腿痛、关节痛。

（4）按摩阴陵泉穴。

定位：在小腿内侧，胫骨内侧下缘与胫骨内侧缘之间的凹陷中。（见第110页图）

简单取穴：正坐，沿膝盖内侧横纹上方摸到突出的骨头，再沿着内侧向上找到胫骨转弯处即该穴。

操作方法：拇指指腹按揉该穴位 1 分钟。

功效：清热利湿，健脾理气。

2.4 中药沐足

（1）邓老沐足方。

组成：怀牛膝 30 克，川芎 30 克，天麻 10 克，钩藤 10 克，夏枯草 10 克，吴茱萸 10 克，肉桂 10 克。

功效：养肝补肾，通络降压。

（2）祛寒活血方。

组成：麻黄 15 克，羌活 15 克，独活 15 克，桂枝 15 克，艾叶 15 克，红花 10 克，细辛 10 克。

功效：活血化瘀，温经散寒。

（3）通络活血方。

组成：桂枝 30 克，细辛 6 克，制乳香 15 克，制没药 15 克，怀牛膝 30 克，苏木 20 克，木瓜 30 克，血竭 4 克。

操作方法：将以上药物装入纱布袋，放入锅中加适量水煎煮 45 分钟，取药汁自然冷却到合适温度，一般沐足的水温以 35 ~ 45℃为宜。双脚放入水中，水面在膝关节以下，高于足三里穴位置。每天沐足 30 ~ 40 分钟。

功效：活血化瘀，通络止痛。

注意：

①药渣可以再用一次。

②糖尿病足、下肢皮肤破损或有皮疹者慎用，水温不宜过高，以免烫伤。

③沐足过程中感觉头晕、大汗淋漓、心慌心悸者，立即停止沐足，可以喝温盐水，卧床休息。

2.5 艾灸

定位：

①足三里穴：正坐屈膝位，外膝眼直下 3 寸、距离胫骨前嵴 1 横指处是该穴。（见第 84 页图）

②手三里穴：在前臂背面桡侧，在阳溪穴与曲池穴连线上，肘横纹下 2 寸处。（见第 83 页图）

操作方法：患者取坐位，家属将艾条点燃后分别悬放于穴位上方，在距离皮肤 2 ~ 3 厘米处进行艾灸，以局部有温热感而无灼痛感为宜，一般每次灸 10 ~ 15 分钟，以局部潮红为度。

功效：疏经通络。

2.6 日常调护

（1）注意关节部位日常保暖，避免风扇或空调对关节部位直吹。曾经有膝或手腕、肘关节外伤或者关节疼痛者，日常可以佩戴护膝或护腕。

（2）科学运动，选择适合自己的运动方式，避免不合理的运动，如长时间跑、跳、蹲，减少或避免爬楼梯。

（3）控制体重，减少双腿关节的负担。可以在医师指导下进行关节功能锻炼，如膝关节在非负重姿势下做屈伸活动。

（4）注意居住环境卫生，不宜长时间在潮湿、发霉、阴暗、湿冷环境中工作或生活。

（5）均衡饮食，定期补充钙质和维生素，可以适当服用补肾壮骨、健脾祛湿、温经散寒的食物。

3 腰痛

腰痛是以腰部疼痛为常见表现的病症，常见于腰肌劳损、腰椎间盘突出、脊柱或脊髓病变、外伤、泌尿系统疾病（如结石、肾炎等）。它属于中医"痹病""痿病"范畴，中医认为其多由肾气亏虚、湿滞瘀阻导致，可以补肾壮阳、活血化瘀、健脾化湿为法进行调理。泌尿结石引起的腰痛参照尿路结石一节进行调理。

3.1 居家常备药物

一般居家可以定期补充钙剂及维生素，服用碳酸钙 D₃ 片、维 D 钙咀嚼片等。根据各自病因、症状选用四妙丸、痛舒胶囊、壮腰健肾丸、金匮肾气丸、六味地黄丸、知柏地黄丸、龙牡壮骨颗粒、三七胶囊等。还可以用通络祛痛膏、跌打镇痛膏、麝香风湿镇痛膏、复方双柏油膏等外敷。

3.2 食疗推荐

（1）三七猪蹄筋汤。

组成：猪蹄筋 200 克，三七（打碎）15 克，大枣 4 枚。

做法：将猪蹄筋、三七、大枣放入锅中，加适量水，煮沸后改小火煮 1.5 小时。

功效：活血止痛，强壮筋骨。

（2）五指毛桃牛大力猪骨汤。

组成：五指毛桃 500 克，牛大力 50 克，山药 20 克，芡实 20 克，猪脊骨 500 克。

做法：猪脊骨焯水后，与五指毛桃、牛大力、山药、芡实一起放入锅内，加适量水，用大火煮沸后，再用文火煮 1.5 小时，调味服用。

功效：健脾益气，补肾壮骨。

（3）胡椒藤猪腰汤。

组成：猪腰（即猪肾）2 个，枸杞子 15 克，大枣 15 克，胡椒藤 250 克，生姜适量。

做法：先将猪腰去膜洗净切片，生姜切丝，再将猪腰、枸杞子、大枣、胡椒藤和生姜一起加水煮 45 分钟，调味服用。

功效：健脾益肾，温经散寒，补阳固本。

（4）杜仲煮猪腰。

组成：杜仲 15 克，生姜适量，大枣 10 枚，猪腰（即猪肾）1 个。

做法：将猪腰切开，去肾盏筋膜，洗净切片。将猪腰及药材、配料放入锅内，注入适量清水，用大火煮沸后，再用文火煮 30 分钟，调味食用。

功效：壮腰补肾。

（5）木瓜猪骨汤。

组成：鲜木瓜 1 个，猪脊骨 500 克，薏苡仁 20 克，芡实 20 克，山药 15 克。

做法：鲜木瓜去皮去瓤后洗净切块，与猪脊骨、薏苡仁、芡实、山药一起放入锅中，加适量水，用大火煮沸后，再用文火煮 1.5 小时，调味食用。

功效：疏经活络，强筋健骨。

（6）五指毛桃芡实山药猪骨汤。

组成：猪脊骨 500 克，芡实 50 克，山药 30 克，五指毛桃 100 克，陈皮 10 克。

做法：先将五指毛桃、山药、芡实浸泡 20 分钟，猪脊骨洗净，再将以上材料放入锅中，加适量水，用大火煮沸后，再用文火煮 2 小时，调味食用。

功效：健脾祛湿，强筋健骨。

3.3 推拿按摩

（1）按摩背部太阳膀胱经。

定位：背部脊柱左右各旁开1.5寸（约2横指）处，有太阳膀胱经的许多俞穴。

操作方法：利用按摩棒由上到下，左右循环，敲打以上穴位，出现酸胀感即可，敲打约10分钟。

功效：调补脏腑，疏经通络。

（2）按揉委中穴。

定位：膝后区，腘横纹中点。（见第220页图）

简单取穴：腘窝中央。

操作方法：用拇指指腹按揉穴位，不必追求酸胀感，按揉3～5分钟。

功效：此穴主治腰腿痛、关节痛。

（3）按摩肾俞穴。

定位：在背部第2腰椎棘突下旁开1.5寸。（见第117页图）

简单取穴：低头，暴露颈部后侧，此时可以看到或者摸到颈部明显的隆起处，质地坚硬，此为第7颈椎棘突，它往下第14突起处为第2腰椎，在第2腰椎旁开约2横指宽。

操作方法：用拇指在该穴位环形按揉5分钟左右。

功效：补肾壮腰。

（4）按摩足三里穴。

定位：正坐屈膝位，外膝眼直下3寸、距离胫骨前嵴1横指处是该穴。（见第84页图）

操作方法：用拇指指腹按揉穴位，以感觉酸胀为度，按揉3～5分钟。

功效：强壮保健，健运脾胃。

3.4 艾灸背部俞穴

定位：背部脊柱左右各旁开 1.5 寸（约 2 横指）处，有太阳膀胱经的许多俞穴。

操作方法：以艾条沿着脊柱膀胱经由上而下温灸，来回约 15 分钟。右手以拇指、食指及中指垂直握艾条（如握毛笔），左手食指放于相应穴位旁边，可直接感觉热力，防止烫伤皮肤。

功效：调补脏腑，温经散寒。

3.5 邓铁涛教授"腰擦上下强腰肾、双足旋握调血气、涌泉推擦聚肾元"

动作要领：双手在后腰部由上而下推、摩各 50 次。右手握住左腿脚踝上部，进行旋转摩擦，左右交替，各 100 次。用手掌推擦足底涌泉穴，左右各 100 次。（见第 52 页图）

功效：固肾强腰，调节气血。

3.6 功法锻炼

（1）飞燕点水。

操作方法：俯卧于硬板床上，头、胸部、双腿同时抬起至最高限度，并保持 10 秒，再放下为 1 次，连续做 10 次左右，可根据自身情况逐步增加至 20 次左右。

功效：缓解腰肌紧张。

（2）转膝运腰。

操作方法：两腿并立，稍宽于肩，全身肌肉放松，双手叉腰，调匀呼吸。活动时，以腰为中轴，做水平转圈动作，左向 15 次，右向 15 次。

功效：活动腰部，缓解局部腰肌紧张。

注意：做以上动作时，身体不能过分前仰后合。

3.7 日常调护

（1）建议睡硬板床，日常可以佩戴护腰带，避免久坐和举重物，减轻腰部负重压力。搬提重物时，尽量下蹲，利用腿部力量站起，避免直接弯腰提物，以免腰部用力过度导致扭伤。

（2）注意腰部保暖，避免风扇或空调对腰部直吹。尽量少穿露背装。

（3）中老年人午后可以多晒太阳，特别是晒背部，以采阳补肾。

（4）科学运动，根据自身情况选择合适的运动方式，可以进行游泳、八段锦、太极拳或五禽戏锻炼。不宜过度进行仰卧起坐锻炼。

（5）均衡饮食，定期补充钙质和维生素，中老年人及更年期女性尤其需要注意日常补钙。可以适当服用补肾壮骨、健脾祛湿、温经散寒的食物。